执象

杏林传习十三经

吕桂敏　周鸿飞　点校

金匮要略方论

金匮要略心典

·郑州·

河南科学技术出版社

图书在版编目（CIP）数据

金匮要略方论、金匮要略心典/吕桂敏，周鸿飞点校.—郑州：
河南科学技术出版社，2017.4

（杏林传习十三经）

ISBN 978-7-5349-8557-7

Ⅰ.①金… Ⅱ.①吕… ②周… Ⅲ.①《金匮要略方论》
②《金匮要略方论》–研究 Ⅳ.①R222.3

中国版本图书馆 CIP 数据核字（2017）第 018163 号

出版发行：河南科学技术出版社
　　　　　地址：郑州市经五路 66 号　　　　　邮编：450002
　　　　　电话：（0371）65788613　65788629
　　　　　网址：www.hnstp.cn
策划编辑：邓　为
责任编辑：邓　为　王俪燕
责任校对：柯　姣
封面设计：中文天地
责任印制：朱　飞
印　　刷：郑州环发印务有限公司
经　　销：全国新华书店
幅面尺寸：170 mm×240 mm　　　印张：15　　　字数：215 千字
版　　次：2017 年 4 月第 1 版　　　2017 年 4 月第 1 次印刷
定　　价：30.00 元

大道甚夷

——杏林传习十三经·序

进入 21 世纪以来的十多年时间里，中医中药成为持续热门话题之一。没有其他任何一个专业性极强的学术领域，能像中医中药这样吸引普罗大众的热切关注，其中以下几个映像片段，尤其让人记忆深刻。

其一，刘力红，《思考中医》。一部副标题为"伤寒论导论"的学术著作，意外地卖成了畅销书，引爆了国人的潜在热情，以"××中医"为题名的图书出版市场一时风起。关注中医由此成为大众潮流，不少青年才俊由于《思考中医》的因缘而入岐黄之门。

其二，张功耀，"告别中医中药"。千人诺诺的舆论氛围里，突现一人谔谔，自然地就成了焦点事件。这一场兆启于互联网新媒体的"中医存废之争"，虽然学术内涵无多，更像是一场口水战，但影响所及，甚为可观，终以国家行政权力干预而收场。

其三，张悟本，中医养生乱象。对于普通民众来说，热切关心自身健康的表象背后，是对医疗消费沉重负担的隐忧，由此形成一个追求"简、便、廉、验"保健养生之道的巨大诉求空间，于是绿豆、茄子、泥鳅、拍打、拉筋、刮痧等纷然亮相，大都假以中医之名。

其四，屠呦呦，诺贝尔奖。四十多年前的一项重大科研成果，终于获得国际学术大奖，一慰国人多年的"诺贝尔情结"。受一部中医古籍文献的启示，才有此项科研成果的关键性技术突破，由此更加强化了"中国医药学是一个伟大的宝库"的著名论断。《中华人民共和国中医药法》立法程序进展顺利，中医中药发展契机甚好。

身处这样的社会人文气交之中，对于中医中药学术发展，中医学人自有切身感触与深入思考。现代著名中医教育家任应秋先生名言："乏人乏术难后继，中医中药总先忧。传承未解穷薪火，佻口创新缘木求。"自从西学东渐，中医学术遭遇生存危机，近一百多年来，如何传承中医学术，始终是萦绕不去、无可回避的大问题。就像一种沉疴痼疾，迄今没有理想的诊疗之道；然而，保一分胃气，便留得一分生机。《山东中医学院学报》自1980年第3期起开辟专栏"名老中医之路"，曾经陆续发表97名当时全国著名中医学者和名老中医的回忆文章，着重介绍他们走过的治学道路和积累有年的治学经验。从中可见一个学术共识：深入学习中医经典，才能打下良好的学术根基。

近现代大凡取得一定学术成就，拥有较高临床造诣的名老中医，无不强调经典古籍的重要性。如李克绍先生说："中医学的根柢是什么呢？就是《内经》《难经》《本草经》《伤寒论》《金匮要略》等。这些经典著作，对于生理、病理、药理、诊断、治则等，都有重要的指导意义，不掌握这些，就会像无源之水、无根之木，要把中医学得根深蒂固，是不可能的。"中医现代教育模式实施已近百年，与之配套的新编教材体系渐趋丰富。然而，莘莘学子被新编教材引入中医门墙之后，欲求熟练掌握中医基础理论，并在临床工作中游刃有余，能在中医学术研究方面有所造诣，则仍须深入研读经典古籍。

所谓经典，是指具有权威性的、历来被尊奉为典范的学术著作。自汉武帝采纳董仲舒建言"独尊儒术"之后，儒家文化一直在中国文化史上居于主导地位，其核心典籍由最初的"五经"（《易》《书》《诗》《礼》《春秋》），逐渐发展衍化，至南宋时定型为"十三经"（《易》《书》《诗》，《周礼》《仪礼》《礼记》，《左传》《公羊传》《谷梁传》，《尔雅》《孝经》《论语》《孟子》），由此构成儒家问学必读经典，为儒家文化最为核心的学术构架基础。

相较之下，中医学术体系中亦有类似"十三经"的经典著作，在中医学术界，其地位之尊崇，影响之深广，是其他医学典籍所无法比拟的。

唐代太医署教学及考试基本书目为《明堂》《素问》《黄帝针经》《本草》《甲乙经》《脉经》。这些科目基本囊括了中医学的基础理论、药物学、针灸学及脉学方面的知识。宋代在以上科考书目基础上，将《伤寒论》列为方脉科必学书目，因其深远影响所及，形成了中医学术研究的基本书目。清代吴鞠通明确主张："儒书有经子史集，医书亦有经子史集。《灵枢》《素问》《神农本经》《难经》《伤寒论》《金匮玉函经》，为医门之经；而诸家注论、治验、类案、本草、方书等，则医之子史集也。"（《温病条辨·卷四·杂说》"医书亦有经子史集论"）

1960 年人民卫生出版社出版"中医学院试用教材"系列图书时，明确提出"本教材取材于四部古典医籍——《黄帝内经》《神农本草经》《伤寒论》《金匮要略》和历代名著的基本内容"，可算是当时中医教育界的共识。另有一说，将《黄帝内经》《难经》《伤寒杂病论》《温病条辨》列为"四大经典"，其要点在于将明清时期渐兴的温病学说纳入了经典考评体系。

任应秋先生认为，虽然祖国医学丰富多彩，文献记载气象万千，"但它总有一个系统，这个系统就是《灵枢》《素问》《伤寒》《金匮》等几部经典，把这几部经典弄通了，在祖国医学领域中，确是放之四海而皆准的"。任应秋先生并曾于 1963—1966 年间，身体力行类分整理 10 部经典著作，包括《素问》《灵枢》《神农本草经》《难经》《伤寒论》《金匮要略方论》《脉经》《中藏经》《甲乙经》《太素》。在此工作基础上，2001 年 5 月学苑出版社正式出版"十部医经类编"，所收书目列《诸病源候论》，未收《太素》。根据 1982 年国家卫生部制定的《中医古籍整理出版规划》，人民卫生出版社曾组织全国中医专家学者进行中医古籍整理工作，并陆续出版"中医古籍整理丛书"140 余种，其中作为重点研究整理对象的，即任应秋先生所主张的 10 部经典著作，加上《诸病源候论》，共计 11 部。

权衡古今先贤以上各种观点，详细考察历代中医学人成才之路，综其学术大要，分析中医学术体系架构组成，切合中医研究及临床实践的指导价值，将那些构成中医学术根基、欲窥中医学术门墙而必读不可的经典著作，从浩瀚的中医学术文献典籍中遴选出来，作为了解中医、学习中医、实践中医、传承中医的奠基之作。仿儒学"十三经"之例，鄙人以为可将《黄帝内经素问》《灵枢经》《黄帝八十一难经》《华佗中藏经》《脉经》《针灸甲乙经》《伤寒论》《金匮要略方论》《温病条辨》《神农本草经》《本草从新》《医方集解》《古今医案按》等 13 部著作，列为中医学术理论体系的核心经典，会拟名曰"杏林传习十三经"。

1.《黄帝内经素问》

《素问》，成书于春秋战国时期，原书分 9 卷，后经唐·王冰订补，改编为 24 卷，计 81 篇，定名为《黄帝内经素问》，论述摄生、脏腑、经络、病因、病机、治则、药物以及养生防病等各方面，强调人体内外统一的整体观念，为现存最早、最重要的一部医学著作，是中医学理论体系的奠基之作。

2.《灵枢经》

《灵枢经》，原书分 9 卷，计 81 篇，经南宋·史崧改编为 24 卷，论述了脏腑、经络、病因、病机、病证、诊法等内容，重点阐述了经络腧穴、针具、刺法及治疗原则等，为中医经络学、针灸学及其临床实践的理论渊源。

《灵枢经》与《素问》合称《黄帝内经》，历代名医，未有不遵《内经》经旨，不精研《内经》者。

3. 《黄帝八十一难经》（附：《难经本义》）

《黄帝八十一难经》，以问答解释疑难的形式编撰而成，共讨论了 81 个问题，包括脉诊、脏腑、阴阳、五行、病能、营卫、腧穴、针灸，以及三焦、命门、奇经八脉等，在阐发中医学基本理论方面占有重要的地位。

《难经本义》，元·滑寿撰，2 卷，刊于公元 1366 年。本书参考元代之前《难经》注本及有关医籍而诠注，对其中部分内容予以考订辩论，博采诸家之长，结合个人见解予以发挥，被誉为注解《难经》的范本，故附于此。

4. 《华佗中藏经》

《中藏经》，旧署华佗所作，具体成书年代不详。全书前半部属基础理论范畴，其学说禀承《内经》天人相应、以阴阳为纲的思想，发展了阴阳学说，较早地将脏腑学说的理论系统化，提出了以形色脉证相结合、以脉证为中心分述五脏六腑寒热虚实的辨证方法。后半部为临床证治内容，以内科杂病为主，包括阴厥、劳伤、中风偏枯、脚弱、水肿、痹证、痞证、症瘕积聚等内容，兼论外科疔疮、痈疽等病证，所列诸方大多配伍严密，方论亦有精义，为后世临床医家所珍视。

5. 《脉经》

《脉经》，西晋·王叔和撰于公元 3 世纪，共分 10 卷，计 98 篇。本书是中国现存最早的脉学专著，集汉以前脉学之大成，取《内经》《难经》以及张仲景、华佗等有关论述分门别类，在阐明脉理的基础上联系临床实际。本书首次将脉象归纳为浮、芤、洪、滑、数、促、弦、紧、沉、伏、革、实、微、涩、细、软、弱、虚、散、缓、迟、结、代、动等 24 种，并对每种脉象均做了具体描述。后世的脉学著作，可以说都是在《脉经》基础上的发展。

6. 《针灸甲乙经》

《针灸甲乙经》，晋·皇甫谧编撰于魏甘露四年（公元 259 年），共 10 卷，南北朝时期改为 12 卷本，计 128 篇。本书集《素问》《灵枢经》与《明堂孔穴针灸治要》三书中之有关针灸学内容等分类合编而成，对人体生理、病理，经脉循行，腧穴总数、部位、取穴，针法、适应证、禁忌证等，都进行了系统的论述，为中国现存最早的一部针灸学专著，为历代医学家、针灸学家所重视。

7.《伤寒论》（附：《注解伤寒论》）

东汉·张仲景于公元3世纪初撰著《伤寒杂病论》，集汉代以前医学之大成，系统地阐述了多种外感疾病及杂病的辨证论治，理法方药俱全，在中医发展史上具有划时代的意义和承前启后的作用。原书在流传过程中历经波折，逐渐形成《伤寒论》与《金匮要略方论》两部书。

《伤寒论》突出成就之一是确立了六经辨证体系，为诊治外感疾病提出了辨证纲领和治疗方法，也为中医临床各科提供了辨证论治的规范，从而奠定了辨证论治的基础；记载113方，精于选药，讲究配伍，主治明确，切合临床实际，千年来反复应用，屡试有效，被后世誉为"众方之祖"。

《注解伤寒论》，金·成无己注，10卷，书成于公元1144年，是现存最早的《伤寒论》全注本。全书贯以《内经》之旨，注解比较详明，能够阐析仲景辨证论治之理、立法处方之趣，对后世伤寒学派产生了巨大影响。

8.《金匮要略方论》（附：《金匮要略心典》）

《伤寒杂病论》古传本之一名《金匮玉函要略方》，被北宋翰林学士王洙发现于翰林院书库，书简共3卷，上卷辨伤寒，中卷则论杂病，下卷记载药方。后北宋校正医书局林亿等人重予编校，取其中以杂病为主的内容，仍厘订为3卷，改名《金匮要略方论》，习称《金匮要略》。

《金匮要略方论》，全书共25篇，方剂262首，列举病证六十余种，以内科杂病为主，兼有部分外科、妇产科等病证，是中国现存最早的一部诊治杂病的专著。古今医家对此书推崇备至，称之为"方书之祖"

《金匮要略心典》，清·尤怡著，3卷，成书于公元1729年。本书是尤氏集十年寒暑的心得之作，文笔简练，注释明晰，条理贯通，据理确凿，对仲景遣方用药，给予精当贴切的解释。由于《金匮要略心典》一书能够较好地阐发仲景奥义，而成为注本中的范本，后来学者阐发《金匮要略》多宗此书。

9.《温病条辨》（附：《温热论》《湿热病篇》《外感温病篇》）

《温病条辨》，清·吴瑭撰，嘉庆三年（公元1798年）完成，6卷，全书以三焦辨证为主干，释解温病全过程辨治，同时参以仲景六经辨证、刘河间温热病机、叶天士卫气营血辨证及吴又可温疫论等诸说，析理至微，病机甚明，而治之有方。本书在清代众多温病学家成就的基础上，建立了温病学说体系，创立了三焦辨证纲领，为清代温病学说标志性著作。

《温热论》，清·叶桂述，叶氏门人顾景文记录整理而成，1卷，创立了温病卫气营血辨证体系，为温病学说的奠基之作。

《湿热病篇》是一部系统论述外感湿热病辨证治疗的专著，相传为清代著名医家薛雪所撰，全篇内容以湿温、暑湿等夏秋季节的常见病证为主，也包括了痢疾、夏日感冒、伤于寒湿等病证。

《外感温病篇》相传为清代温病学家陈平伯所撰，书中所述对风温的治疗，紧扣病机，治在肺胃，清热生津是最基本治则，清热强调轻提外透，养阴以甘寒生津之品。风温传变迅速，要严密观察，及时投药，严防动风内陷之变。这一观点具有极高的临床实用价值。

后三部书皆短小精悍，字字珠玑，各有学术特色，是深入研究温病学术的重要参考，故附于此。

10. 《神农本草经》（附：《本草三家合注》）

《神农本草经》作为现存最早的中药学著作，于东汉时期集结整理成书，分3卷，载药365种，分上中下三品，文字简练古朴，将东汉之前零散的药学知识进行了系统总结，其中阐述的大部分中药学理论和配伍规则，以及提出的"七情和合"原则，是中医药药物学理论发展的源头。中国医学史上具有代表性的几部本草类著作，如《本草经集注》《新修本草》《证类本草》《本草纲目》等，都是基于《本草经》发展起来的。

《本草三家合注》，清·郭汝聪辑，6卷，刊于公元1803年。本书系将张志聪《本草崇原》、叶桂《本草经辑要》及陈念祖《本草经读》三书注释予以合编，对深入学习研究《本草经》具有重要参考价值。

11. 《本草从新》

《本草从新》，清·吴仪洛撰，18卷，刊于公元1757年。本书是在明末清初·汪昂所撰《本草备要》基础上重订而成，取其"卷帙不繁，而采辑甚广"之长，补其"杂采诸说，无所折衷，未免有承误之失"。全书载药721种，对药物真伪和同名药物性味、功用的不同，以及药物的修治等，都一一述及。本书分类仿《本草纲目》，较为简明实用，在近代本草学著作中流传较广，有很高的学习和临床参考价值。

12. 《医方集解》

《医方集解》，明末清初·汪昂撰，刊行于公元1682年，共3卷。本书搜集切合实用方剂800余首，分列21门，以《黄帝内经》理论学说为指导，以仲景学说为基础，裒合数十医家硕论名言，对所采集方剂予以诠释，每方论述包括适应证、药物组成、方义、服法及加减等，是一部影响深远的方剂专著。

13.《古今医案按》

《古今医案按》，清·俞震著，成书于公元 1778 年，共 10 卷。本书按证列目，选辑历代名医医案，上至仓公，下至叶天士，共 60 余家，1060 余案，通过按语分析各家医案，对各家的学术思想择善而从；并结合自己的临床经验，析疑解惑，明确指出辨证与施治的关键所在，为研究前人医案难得佳著。章太炎先生曾说："中医之成绩，医案最著。欲求前人之经验心得，医案最有线索可寻。循此专研，事半功倍。"欲由中医理论学习而入临床实践，本书可为首选。

综上，"杏林传习十三经"丛书体量不大，而"理、法、方、药、针、案"齐备，且具有内在的学术逻辑关联性，而不是简单的图书拼盘，较为完整地涵盖了中医学术体系的核心内容。诸多中医前辈主张：经典学习，宜先读白文本，然后参阅各家注释，以免被各自一家之说纷扰而无所适从。无论中医从业者，还是中医爱好者；无论初涉杏林者，还是沉潜已久者；无论关注理论研讨，还是注重临床实用；无论深入学术研究，还是一时文化涉猎，都能从中获益良多。至于注释参阅之用，市面上多有各种注本，方便易得，尤其是电子文献检索极为快捷。至于深文大义，对于一部经典著作而言，可以是仁者见仁，智者见智，不宜以某家臆见为框囿。

中医学术现状，异彩纷呈，各有主张。现代中医学院教育体制，能够提供一种基础性学术训练，作为中医学术健康发展与有效沟通交流的基本共识，不可或缺。其不尽如人意处，近十多年来颇受诟病。尤其是在强调民间中医特长、传统师承优势的时候，学院教育就成了众矢之的。然而，取消学院教育，行吗？子曰："夷狄之有君，不若诸夏之亡也。"（《论语·八佾》）

想要主张一种学说，必要立起一面旗帜，为了吸引他人注意，就免不了言辞偏激。若是认定这些偏激言辞，则必然形成一种"刻板印象"，诸如"李东垣——补土"，"张从正——攻邪"，"朱丹溪——滋阴降火"，"吉益东洞——万病一毒"，"郑钦安——火神派——附子"，类似这种简化版的旗帜标榜，果然是其学术主张的本来面目吗？诚如清·郭云台所言："若夫医为司命，一己之得失工拙，而千百人之安危死生系之，是故病万变，药亦万变，活法非可言传，至当惟存恰好。倘惟沾沾焉执一人之说，守一家之学,传者偏而不举,习者复胶而不化,尚凉泻则虚寒者蒙祸,惯温补则实热者罹殃。"(《证治歌诀·序》)即便被尊崇为"火神派鼻祖"的郑钦安先生,也曾言辞无奈:"人咸目余为'姜附先生',……余非爱姜附,恶归地,功夫全在阴阳上打算耳!"

值得关注的是,近百年来,中医学术朝野颇有一种风气,对于中医自身理论阐述,显得有些底气不足,有意援引其他领域理论言辞以壮胆,或借现代科学,或借佛道性理。

借助现代科学,固然可以助力我国科技进步,如屠呦呦关于青蒿素的研究,毕竟现代科技已经深入各个角落、各个层面;若是意在借现代科学来支撑中医学术自信,则这般短暂而脆弱的学术自信,终究不能为中医学术进步提供坚实基础。

若是借助佛道性理,以图引领中医学术发展,这一条路决然行不通,或者引向虚玄空谈,并非中医学术发展的吉兆。毕竟这是一门应用技艺,宏观上关乎国计民生,微观上兼及实用、义理两端。正是由于中医具有的许多切于实用的理论和技术,才得以代代相传,绵延不绝;在义理受到本质性冲击与质疑时,借助其广泛的实用性,中医才能坚守自己的生存空间。

举例而言,受鉴真大和尚的深远影响,日本社会文化,尤其是主流精英阶层,受佛教思想浸染近千年。当然,医学也曾沉浸其中,直至 18 世纪初期,"时医皆剃发,着僧衣,拜僧官";援引佛理以阐述医理,也曾是真实存在的历史事实。然而,"古方派"草创者之一后藤艮山"深非之,首植发",影响所及,"门人及世医多幕达风,渐向正俗"(浅田宗伯著《皇国名医传》)。医学逐渐摒弃了玄言空论,转以临床实证为主流。

老子曰:"大道甚夷,而人好径。"(《道德经·第五十三章》)中医学术理论体系,有其自身的学术理路,有其自洽的发展动机。解决学术传承问题,正如前文所述,经典学习是最基础性的入门路径,而临床实证是学术理论发展的不竭源泉。根基在此,坦途在此,何必他求?

行文已尽,窗外瑞雪飘飞,天地间苍茫一片,时值大寒交节第三天。再过十二天,节交立春,万物复苏。中医学术,亦如这般,阴阳更替,生生不息。

周鸿飞

2016 年 1 月 22 日,于郑州市第一人民医院

任应秋：如何学习《金匮要略》

一、《金匮要略》的源流及其与《伤寒论》的关系

《金匮要略》和《伤寒论》齐名，都是汉代张仲景的杰出著作，其实仲景在《伤寒论自序》（原名《伤寒卒病论集》）里仅说"为《伤寒杂病论》合十六卷"，并没有提到著《金匮》的话。但现行《伤寒论》不仅无杂病，卷数亦只有十卷，这是什么道理呢？宋代郭雍曾做解释。"问曰：伤寒何以谓之卒病？（即指《伤寒卒病论集》这名称而言）雍曰：无是说也。仲景叙论曰'为伤寒杂病论合十六卷'，而标其目者误书为'卒病'，后学因之，乃谓六七日生死人，故谓之卒病，此说非也。古之传书怠堕者，因于字画多省偏旁，书字或合二字为一，故书杂为雜，或再省为卒，今书卒病，则杂病字也。今存伤寒论十卷，杂病论亡矣"。（《伤寒补亡论》伤寒名例十问）郭雍这话是很有道理的。仲景既言"合十六卷"，当然是合并《伤寒论》《杂病论》二者而言，单是《伤寒论》则无所谓合了。

的确，仲景合《伤寒论》、《杂病论》为一的十六卷原本，早经亡失了。所以《隋志》注引《梁七录》仅有《张仲景辨伤寒十卷》，这就是《伤寒论》亡后的十卷单论本，《唐书·艺文志》尽管仍载有《伤寒卒病论》十卷，只是名存实亡而已，因六卷《杂病论》已然不存在了。

仲景的十六卷原本虽早已经亡失了，但到了宋仁宗时，却发现一部十六卷的删节本，叫做《金匮玉函要略方》，是一位翰林学士叫王洙的在馆阁里发现的。这书约分为三卷，上卷论伤寒、中卷论杂病、下卷载方药及疗妇人病诸法。林亿等校印医书时，以为这书论伤寒的部分，过于简略，不如十卷本（即《伤寒论》现行本）详细，便从中卷论杂病以下到服食禁忌共二十五篇，略加校订，仍然分做三卷，去掉"玉函"二字，更名为《新编金匮要略方论》，这就是《金匮要略》这部书的由来。说明这书虽非六卷本之旧，但仲景《杂病论》的基本精神还是存在的。

二、基本内容

《金匮要略》全书共 25 篇，如按照次第编成号码，共计 608 条，分别叙述了 44 个病证，各病共列 226 方，另有附方 28 首，整个的概况如此，其具体内容分述如下：

第一篇"脏腑经络先后病脉证"，可说是全书的绪论，这里提出了内因、外中、房室、金刃、虫兽伤等致病的三因，望、闻、问、切等诊察疾病的方法，以及治未病的施治大法。其中尤以叙述诊察疾病的内容最为丰富，很值得我们深入地学习。

第二篇"痉湿暍病脉证治"，叙述痉病、湿病、暍病的辨证论治大法。痉病分刚柔而治，湿病分湿痹、寒湿、风湿三类，而分别用分利、温里、温散诸方，暍病而治以养阴祛暑为主。

第三篇"百合狐惑阴阳毒病脉证治"，提出"以阴救阳"、"以阳救阴"为治疗百合病的原则，狐惑病则分上蚀、下蚀而治，阴阳毒由于毒邪蕴蓄，故总以解毒为主。

第四篇"疟病脉证并治"，首言疟疾的基本脉证，次则分述疟母、瘅疟、温疟、牡疟的证治。

第五篇"中风历节病脉证并治"，治中风须辨中络、中经、中腑、中脏之不同，历节病总由肝肾两虚复伤风湿而成，并附及冲心脚气的疗法。

第六篇"血痹虚劳病脉证并治"，统述潜阳、培中、补阳土、壮真阳、养阴敛肝、缓中补虚、扶正祛邪治疗虚劳诸大法，血痹病亦由内伤而被微风，故附及之。

第七篇"肺痿肺痈咳嗽上气病脉证治"，肺痿病伤津燥热，而有肺冷气逆之分。肺痈病因于热伤血脉，总以排脓泻热为主。咳逆上气病，则有虚、实、痰、气、水、饮、热之别，便当随证治之。

第八篇"奔豚气病脉证并治"，概述奔豚因惊而发，当分肝气、肾气、寒郁三证而治。

第九篇"胸痹心痛短气病脉证并治"，提出阳虚于上是胸痹心痛短气病的主要原因，其变化则有阳虚气滞、气滞痰盛、痰挟水气、饮邪兼痰、阳虚湿盛、寒盛气结、寒湿、阳衰等的各别。

第十篇"腹满寒疝宿食病脉证并治"，讨论了腹满病气滞、热实、里实、表里两实、阴虚阳盛诸证的治法，寒疝病虚寒、郁积、寒饮、血虚、表里寒邪诸证的治法，宿食病的上涌、下泻两种疗法。

第十一篇"五脏风寒积聚病脉证并治"，列叙肝、心、脾、肺、肾、三焦诸脏，中风、中寒的证治。中风病多半为阳证、实证，中寒病多半为阴证、虚证。积聚则以始终不移和发作有时，作为鉴别。

第十二篇"痰饮咳嗽病脉证并治"，凡叙饮证有痰饮、悬饮、溢饮、支饮、心水、肺水、脾水、肝水、肾水诸证之分。辨证则有阳虚、里寒、寒热夹杂之别，论治则有利小便、逐水、泻下、降气利水、平水逆、发汗诸法的各异。

第十三篇"消渴小便不利淋病脉证并治"，说明消渴病在厥阴，而为卫气荣竭所致，治疗则以肾气丸为主。淋病多为阴虚血热，禁用汗法。小便不利病则有胃热和停水之别。

第十四篇"水气病脉证并治"，分辨五脏水、风水、皮水、里水、黄汗诸病，而有表证、里证、里寒证，为阳虚、为里热、为阴阳两虚，在气分、在水气、在血分的区分，当各随证而治之。

第十五篇"黄疸病脉证并治"，总的提出黄疸多为风痹瘀热所致，并有谷疸、酒疸、女劳疸不同的病证，治法虽以利小便为主，但亦当分辨里热、湿热、表虚、里虚、寒湿、燥证、半表半里证的不同而予以不同的治疗。

第十六篇"惊悸吐衄下血胸满瘀血病脉证治"，说明惊悸应分水邪、水饮两证而治。至于衄血、吐血、下血的论治，虽当各究其因，但总以不发汗为宜。

第十七篇"呕吐哕下利病脉证并治"，介绍呕病当分热湿、里虚、虚寒、阳衰阴盛、水阻气滞诸证而治。吐病则有虚寒、停饮、胃弱、胃热的不同。哕病亦有里实、气滞、虚热之分。下利也有阳虚、里实、里寒、里热、寒湿、气利、兼表诸证的各别。

第十八篇"疮痈肠痈浸淫病脉证并治"，以疮痈应分辨前后期而治，前期宜表散，后期毋伤血。肠痈当以有热、无热、脓成、未成而施治。浸淫疮首当分辨顺逆，从口流向四肢为顺，从四肢流来入口为逆。

第十九篇"趺蹶手指臂肿转筋狐疝蛔虫病脉证并治"，说明趺蹶为寒湿在下，手臂肿为风湿在上；转筋多由津燥；狐疝总属阴证，蛔病常因于脏寒，明乎此，则治有其法矣。

第二十篇"妇人妊娠病脉证并治"，分别叙述了妊娠脉法、妊娠恶阻，以及漏下、胎寒、腹痛、尿闭诸证和养胎方法。

第二十一篇"妇人产后病脉证治"，略述产后痉病、郁冒、大便难、腹痛、中风、呕逆、下利七证的病变和治法。

第二十二篇"妇人杂病脉证并治"，略述热入血室、痰饮、脏躁、虚冷、带下、瘀血、腹痛、转胞、阴中寒、阴蚀、阴吹十一种妇人常见病证的病变和治法。

第二十三篇"杂疗方"，第二十四篇"禽兽鱼虫禁忌并治"，第二十五篇"果实菜谷禁忌并治"，这三篇统为杂疗食养方，其中无可讳言夹杂有些迷信的东西，但亦有部分仍是实用的，不能一概加以否定。

三、阅读方法

《金匮要略》是治疗杂病，最切合实用的书，既有理论又有临床。如有条件，应该把它熟读背诵，最好第一篇至第二十二篇整整四百条，能读至背诵如流的程度，因为它和《伤寒论》的条文一样，每一条都有辨证论治的实际内容。能把它背得烂熟，临证时才能左右逢源，俯拾即是。如果背不得，或者背不熟，运用时便比较困难，甚至根本用不到它。所以熟背是头等要紧的事。

其次，要有较深刻的理解。不能望文生义，仅如行云流水，一掠而过。正如前面所举尤在泾理解肝实、肝虚两证一样，不仅是不蹈前人窠臼，而且还提出了新的见解。更重要的是"治肝实者，先实脾土，以杜滋蔓之祸；治肝虚者，直补本宫，以防外侮之端"这一论点，能指导临床，获得良好的效果。

例如362条云："妇人怀妊，腹中疗痛，当归芍药散主之。"371条又云："产后腹中疗痛，当归生姜羊肉汤主之。"两条都云"腹中疗痛"，何以处治的方法悬殊呢？前条的"疗"字，读如绞，是肚子急剧的疼痛；后条的"疗"字，应读如惆，是肚子隐隐地疼痛。其痛而急剧，是由水湿邪气犯侵营分，因而营血不和为痛，故用当归、川芎、芍药以和营，白术、茯苓、泽泻以除湿，水湿去而营血和，疼痛自然就消除了。其痛而隐微，是由元阳不足、营血虚寒所致，故用当归以温经，羊肉以补虚，生姜以散寒，经温虚补，则寒去而痛止。如果以两条疗痛为一证，便不是仲景所谓"虚虚实实，补不足，损有余"的道理了。

又如280条说："从春至夏衄者太阳，从秋至冬衄者阳明。"顺文释之，似乎说春夏衄血皆在太阳，秋冬衄血皆在阳明。但临床事实告诉我们并不如此，应该理解为主要在说明衄血是由于血热上腾的道理。即是说衄血病多由于热重，如春夏季节较暖，纵然患太阳表热证，亦可能见衄血。相反，尽管秋冬季节寒凉，若患阳明里热证，更是容易衄血了。这样子理论于临床都说得过去，便不是徒作文字的解释而已。

《金匮要略》各篇，都是一个一个的独立的病证居多，在已经全面理解的基础上，应以各篇的病证为单位，进行系统的分析。例如第二篇包括痉、湿、暍三个病证，18 条到 30 条都是讨论痉病，这 13 条的内容，包括痉病的原因、证候类型、诊断、治疗等问题。21 条的"太阳病发汗太多"，22 条的"风病下之复发汗"，23 条的"疮家发汗"，都是谈发汗过多，津液受伤，是招致痉病的主要原因。24 条"身热足寒，颈项强急，恶寒时头热，面赤目赤，独头动摇，卒口噤，背反张"，是痉病的主要症状。26 条的"按之紧如弦"，25 条的"脉反伏弦"，24 条的"脉如蛇"，是痉病的主要脉象。痉病的分类，主要有刚柔之别，18 条所谓的"发热无汗反恶寒"，29 条所谓的"无汗而小便反少，气上冲胸，口噤不得语"，统为刚痉的证状。19 条的"发热汗出而不恶寒"，是柔痉的证状。痉病的治疗，28 条柔痉主用栝蒌桂枝汤，以其能弭风清热润燥也。29 条刚痉主用葛根汤，以其既祛腠理之表实，复能生津液以滋筋脉也。30 条的燥热证主用大承气汤，是为急下存阴之法。至 20 条所谓的"太阳病，发热，脉沉而细者，名曰痉，为难治"。27 条"痉病有灸疮难治"，25 条"暴腹胀大者，为欲解"，是痉病两种不同的预后。"脉沉而细者"，为阴阳俱不足之象，痉病本已伤津，又加灸疮，其阴愈伤，其热愈炽，故两证的预后都属不良，而曰"难治"。痉病为伤津之极，腹常凹陷如舟，如果渐渐胀大如常人，则为正气渐复之征，故其预后佳良，而曰"为欲解"。经过这样分析，便把原来散在、前后参差的条文系统化了，也就是把仲景所提出痉病的内容系统组织起来了。凡关于痉病的原因、证候、辨证、治疗、预后等等，都有了纲领可寻，也就是对痉病从病因到治疗，有了较全面的认识。

当然，从临床的实际运用来看，仲景所提出的，并不十分全面，甚至还有不尽适合临床应用的地方，我们可以补充之，更正之，也就是我们既继承了仲景的学术，又发扬光大之。

目录

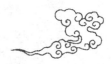

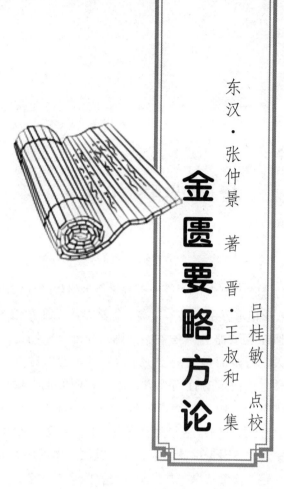

东汉·张仲景 著　晋·王叔和 集

吕桂敏 点校

金匮要略方论

金匮要略方论·序

　　张仲景为《伤寒卒病论》合十六卷，今世但传《伤寒论》十卷，杂病未见其书，或于诸家方中载其一二矣。翰林学士王洙在馆阁日，于蠹简中得仲景《金匮玉函要略方》三卷，上则辨伤寒，中则论杂病，下则载其方，并疗妇人。乃录而传之士流，才数家耳。尝以对方证对者，施之于人，其效若神。然而或有证而无方，或有方而无证，救急治病，其有未备。国家诏儒臣校正医书，臣奇先核定《伤寒论》，次校定《金匮玉函经》，今又校成此书，仍以逐方次于证候之下，使仓卒之际，便于检用也。又采散在诸家之方，附于逐篇之末，以广其法。以其伤寒文多节略，故断自杂病以下，终于饮食禁忌，凡二十五篇，除重复，合二百六十二方，勒成上中下三卷，依旧名曰《金匮方论》。臣奇尝读《魏志·华佗传》云：出书一卷，曰："此书可以活人。"每观华佗凡所疗病，多尚奇怪，不合圣人之经，臣奇谓活人者，必仲景之书也。大哉！炎农圣法，属我盛旦，恭惟主上，丕承大统，抚育元元，颁行方书，拯济疾苦，使和气盈溢，而万物莫不尽和矣。

太子右赞善大夫臣高保衡

尚书都官员外郎臣孙奇

尚书司封郎中充秘阁校理臣林亿等传上

卷 上

藏府经络先后病脉证第一

（论十三首、脉证二条）

问曰：上工治未病，何也？

师曰：夫治未病者，见肝之病，知肝传脾，当先实脾，四季脾王不受邪，即勿补之。中工不晓相传，见肝之病，不解实脾，惟治肝也。夫肝之病，补用酸，助用焦苦，益用甘味之药调之。酸入肝，焦苦入心，甘入脾。脾能伤肾，肾气微弱，则水不行；水不行，则心火气盛，则伤肺；肺被伤，则金气不行；金气不行，则肝气盛。故实脾，则肝自愈。此治肝补脾之要妙也。肝虚则用此法，实则不在用之。经曰"虚虚实实，补不足，损有余"，是其义也。余藏准此。

夫人禀五常，因风气而生长，风气虽能生万物，亦能害万物，如水能浮舟，亦能覆舟。若五藏元真通畅，人即安和。客气邪风，中人多死。千般疢难，不越三条：一者，经络受邪，入藏府，为内所因也；二者，四肢九窍，血脉相传，壅塞不通，为外皮肤所中也；三者，房室、金刃、虫兽所伤。以此详之，病由都尽。

若人能养慎，不令邪风干忤经络；适中经络，未流传藏府，即医治之；四肢才觉重滞，即导引吐纳、针灸膏摩，勿令九窍闭塞；更能无犯王法、禽兽灾伤，房室勿令竭乏，服食节其冷热苦酸辛甘，不遗形体有衰，病则无由入其腠理。腠者，是三焦通会元真之处，为血气所注；理者，是皮肤藏府之纹理也。

问曰：病人有气色见于面部，愿闻其说。

师曰：鼻头色青，腹中痛，苦冷者，死。（一云：腹中冷，苦痛者，死。）

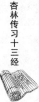

鼻头色微黑色，有水气；色黄者，胸上有寒；色白者，亡血也。设微赤非时者，死。其目正圆者，痉，不治。又，色青为痛，色黑为劳，色赤为风，色黄者便难，色鲜明者有留饮。

师曰：病人语声寂然，喜惊呼者，骨节间病；语声喑喑然不彻者，心膈间病；语声啾啾然细而长者，头中病（一作"痛"）。

师曰：息摇肩者，心中坚；息引胸中上气者，咳；息张口短气者，肺痿唾沫。

师曰：吸而微数，其病在中焦，实也，当下之即愈，虚者不治。在上焦者，其吸促；在下焦者，其吸远，此皆难治。呼吸动摇振振者，不治。

师曰：寸口脉动者，因其旺时而动。假令肝旺色青，四时各随其色。肝色青而反白，非其时色脉，皆当病。

问曰：有未至而至，有至而不至，有至而不去，有至而太过，何谓也？

师曰：冬至之后，甲子夜半少阳起，少阳之时，阳始生，天得温和。以未得甲子，天因温和，此为未至而至也；以得甲子，而天未温和，为至而不至也；以得甲子，而天大寒不解，此为至而不去也；以得甲子，而天温如盛夏五六月时，此为至而太过也。

师曰：病人脉浮者在前，其病在表；浮者在后，其病在里。腰痛背强不能行，必短气而极也。

问曰：经云"厥阳独行"，何谓也？

师曰：此为有阳无阴，故称厥阳。

问曰：寸脉沉大而滑，沉则为实，滑则为气，实气相搏，血气入藏即死，入府即愈，此为卒厥，何谓也？

师曰：唇口青，身冷，为入藏，即死；如身和，汗目出，为入府，即愈。

问曰：脉脱，入藏即死，入府即愈，何谓也？

师曰：非为一病，百病皆然。譬如浸淫疮，从口起流向四肢者可治，从四肢流来入口者不可治。病在外者可治，入里者即死。

问曰：阳病十八，何谓也？

师曰：头痛，项、腰、脊、臂、脚掣痛。

阴病十八，何谓也？

师曰：咳、上气、喘、哕、咽、肠鸣、胀满、心痛、拘急。

五藏病各有十八，合为九十病。人又有六微，微有十八病，合为一百八病。五劳、七伤、六极、妇人三十六病，不在其中。

清邪居上，浊邪居下；大邪中表，小邪中里；馨饪之邪，从口入者，宿食也。五邪中人，各有法度：风中于前，寒中于暮；湿伤于下，雾伤于上；风令脉浮，寒令脉急；雾伤皮肤，湿流关节，食伤脾胃；极寒伤经，极热伤络。

问曰：病有急当救里、救表者，何谓也？

师曰：病，医下之，续得下利清谷不止，身体疼痛者，急当救里；后身体疼痛，清便自调者，急当救表也。夫病痼疾，加以卒病，当先治其卒病，后乃治其痼疾也。

师曰：五藏病各有所得者，愈；五藏病各有所恶，各随其所不喜者为病。病者素不应食，而反暴思之，必发热也。夫诸病在藏，欲攻之，当随其所得而攻之。如渴者，与猪苓汤。余皆仿此。

痉湿暍病脉证第二

（论一首、脉证十二条、方十一首）

太阳病，发热无汗，反恶寒者，名曰刚痉。

太阳病，发热汗出，而不恶寒，名曰柔痉。

太阳病，发热，脉沉而细者，名曰痉，为难治。

太阳病，发汗太多，因致痉。

夫风病，下之则痉；复发汗，必拘急。

疮家，虽身疼痛，不可发汗，汗出则痉。

病者身热足寒，颈项强急，恶寒，时头热面赤目赤，独头动摇，卒口噤，背反张者，痉病也。若发其汗者，寒湿相得，其表益虚，即恶寒甚。发其汗已，其脉如蛇（一云"其脉浛浛"），暴腹胀大者，为欲解；脉如故，反伏弦者，痉。

夫痉脉，按之紧如弦，直上下行。（一作"筑筑而弦"。《脉经》云：痉家，其脉伏坚，直上下。）

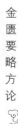

痉病，有灸疮，难治。

太阳病，其证备，身体强几几然，脉反沉迟，此为痉，栝蒌桂枝汤主之。

栝蒌桂枝汤方

栝蒌根（二两）　桂枝（三两）　芍药（三两）　甘草（二两）　生姜（三两）　大枣（十二枚）

上六味，以水九升，煮取三升，分温三服，取微汗。汗不出，食顷，啜热粥发之。

太阳病，无汗，而小便反少，气上冲胸，口噤不得语，欲作刚痉，葛根汤主之。

葛根汤方

葛根（四两）　麻黄（三两，去节）　桂枝（二两，去皮）　芍药（二两）　甘草（二两，炙）　生姜（三两）　大枣（十二枚）

上七味，㕮咀，以水七升，先煮麻黄、葛根，减二升，去沫，内诸药，煮取三升，去滓，温服一升，覆取微似汗，不须啜粥，余如桂枝汤法将息及禁忌。

痉为病（一本"痉"字上有"刚"字），胸满，口噤，卧不着席，脚挛急，必齘齿，可与大承气汤。

大承气汤方

大黄（四两，酒洗）　厚朴（半斤，炙，去皮）　枳实（五枚，炙）　芒硝（三合）

上四味，以水一斗，先煮二物，取五升，去滓；内大黄，煮取二升，去滓；内芒硝，更上火微一二沸，分温再服，得下，止服。

太阳病，关节疼痛而烦，脉沉而细（一作"缓"）者，此名湿痹。（《玉函》云"中湿"。）

湿痹之候，小便不利，大便反快，但当利其小便。

湿家之为病，一身尽疼（一云"疼烦"），发热，身色如熏黄也。

湿家，其人但头汗出，背强，欲得被覆向火，若下之早则哕，或胸满，小便不利（一云"利"），舌上如胎者，以丹田有热，胸上有寒，渴欲得饮而不能饮，则口燥烦也。

湿家下之，额上汗出，微喘，小便利（一云"不利"）者死，若下利不止者亦死。

风湿相搏，一身尽疼痛，法当汗出而解，值天阴雨不止，医云"此可发汗"，汗之病不愈者，何也？盖发其汗，汗大出者，但风气去，湿气在，是故不愈也。若治风湿者，发其汗，但微微似欲出汗者，风湿俱去也。

湿家病身疼发热，面黄而喘，头痛鼻塞而烦，其脉大，自能饮食，腹中和无病，病在头中寒湿，故鼻塞，内药鼻中则愈。（《脉经》云"病人喘"，而无"湿家病"以下至"而喘"十一字。）

湿家身烦疼，可与麻黄加术汤发其汗为宜，慎不可以火攻之。

麻黄加术汤方

麻黄（二两，去节）　桂枝（二两，去皮）　甘草（一两，炙）　杏仁（七十个，去皮、尖）　白术（四两）

上五味，以水九升，先煮麻黄，减二升，去上沫，内诸药，煮取二升半，去滓，温取八合，覆取微似汗。

病者一身尽疼，发热日晡所剧者，名风湿。此病伤于汗出当风，或久伤取冷所致也，可与麻黄杏仁薏苡甘草汤。

麻黄杏仁薏苡甘草汤方

麻黄（去节，半两，汤泡）　甘草（一两，炙）　薏苡仁（半两）　杏仁（十个，去皮、尖，炒）

上锉麻豆大，每服四钱匕，水盏半，煮八分，去滓，温服，有微汗，避风。

风湿，脉浮，身重，汗出，恶风者，防己黄芪汤主之。

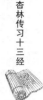
防己黄芪汤方

防己（一两）　甘草（半两，炒）　白术（七钱半）　黄芪（一两一分，去芦）

上锉麻豆大，每抄五钱匕，生姜四片、大枣一枚，水盏半，煎八分，去滓，温服，良久再服。喘者，加麻黄半两；胃中不和者，加芍药三分；气上冲者，加桂枝三分；下有陈寒者，加细辛三分。服后当如虫行皮中，从腰下如冰，后坐被上，又以一被绕腰以下，温令微汗，差。

伤寒八九日，风湿相搏，身体疼烦，不能自转侧，不呕不渴，脉浮虚而涩者，桂枝附子汤主之；若大便坚，小便自利者，去桂加白术汤主之。

桂枝附子汤方

桂枝（四两，去皮）　生姜（三两，切）　附子（三枚，炮，去皮，破八片）甘草（二两，炙）　大枣（十二枚，擘）

上五味，以水六升，煮取二升，去滓，分温三服。

白术附子汤方

白术（二两）　附子（一枚半，炮，去皮）　甘草（一两，炙）　生姜（一两半，切）　大枣（六枚）

上五味，以水三升，煮取一升，去滓，分温三服。一服觉身痹，半日许再服，三服都尽，其人如冒状，勿怪，即是术附并走皮中，逐水气，未得除故耳。

风湿相搏，骨节疼烦，掣痛不得伸屈，近之则痛剧，汗出短气，小便不利，恶风不欲去衣，或身微肿者，甘草附子汤主之。

甘草附子汤方

甘草（二两，炙）　白术（二两）　附子（二枚，炮，去皮）　桂枝（四两，去皮）

上四味，以水六升，煮取三升，去滓，温服一升，日三服，初服得微汗则解。能食，汗出，复烦者，服五合。恐一升多者，取六七合为妙。

太阳中暍，发热恶寒，身重而疼痛，其脉弦细芤迟；小便已，洒洒然毛耸，手足逆冷；小有劳，身即热，口开，前板齿燥。若发其汗，则其恶寒甚；加温针，则发热甚；数下之，则淋甚。

太阳中热者，暍是也，汗出恶寒，身热而渴，白虎加人参汤主之。

白虎加人参汤方

知母（六两）　石膏（一斤，碎）　甘草（二两）　粳米（六合）　人参（三两）

上五味，以水一斗，煮米熟汤成，去滓，温服一升，日三服。

太阳中暍，身热疼重，而脉微弱，此以夏月伤冷水，水行皮中所致也，一物瓜蒂汤主之。

一物瓜蒂汤方

瓜蒂（二十个）

上锉，以水一升，煮取五合，去滓，顿服。

百合狐惑阴阳毒病证治第三

（论一首、证三条、方十二首）

论曰：百合病者，百脉一宗，悉致其病也。意欲食复不能食，常默默，欲卧不能卧，欲行不能行；饮食或有美时，或有不用闻食臭时；如寒无寒，如热无热；口苦，小便赤。诸药不能治，得药则剧吐利，如有神灵者；身形如和，其脉微数。每溺时头痛者，六十日乃愈；若溺时头不痛，淅然者，四十日愈；若溺快然，但头眩者，二十日愈。其证或未病而预见，或病四五日而出，或病二十日，或一月微见者，各随证治之。

百合病，发汗后者，百合知母汤主之。

百合知母汤方

百合（七枚，擘）　知母（三两，切）

上先以水洗百合，渍一宿，当白沫出，去其水，更以泉水二升，煎取一升，去滓；别以泉水二升，煎知母，取一升，去滓；后会和，煎取一升五合，分温再服。

百合病，下之后者，滑石代赭汤主之。

滑石代赭汤方

百合（七枚，擘）　滑石（三两，碎，绵裹）　代赭石（如弹丸大一枚，碎，绵裹）

上先以水洗百合，渍一宿，当白沫出，去其水，更以泉水二升，煎取一升，去滓；别以泉水二升，煎滑石、代赭，取一升，去滓；后合和重煎，取一升五合，分温服。

百合病，吐之后者，用后方主之。

百合鸡子汤方

百合（七枚，擘）　鸡子黄（一枚）

上先以水洗百合，渍一宿，当白沫出，去其水，更以泉水二升，煎取一升，去滓，内鸡子黄，搅匀，煎五分，温服。

百合病，不经吐、下、发汗，病形如初者，百合地黄汤主之。

百合地黄汤方

百合（七枚，擘）　生地黄汁（一升）

上以水洗百合，渍一宿，当白沫出，去其水，更以泉水二升，煎取一升，去滓，内地黄汁，煎取一升五合，分温再服。中病，勿更服。大便当如漆。

百合病，一月不解，变成渴者，百合洗方主之。

百合洗方

上以百合一升，以水一斗，渍之一宿，以洗身；洗已，食煮饼，勿以盐豉也。

百合病，渴不差者，栝蒌牡蛎散主之。

栝蒌牡蛎散方

栝蒌根　牡蛎（熬，等分）

上为细末，饮服方寸匕，日三服。

百合病，变发热者（一作“发寒热”），百合滑石散主之。

百合滑石散方

百合（一两，炙）　滑石（三两）

上为散，饮服方寸匕，日三服。当微利者，止服，热则除。

百合病，见于阴者，以阳法救之；见于阳者，以阴法救之。见阳攻阴，复发其汗，此为逆；见阴攻阳，乃复下之，此亦为逆。

狐惑之为病，状如伤寒，默默欲眠，目不得闭，卧起不安，（蚀于喉为惑，蚀于阴为狐），不欲饮食，恶闻食臭，其面目乍赤乍黑乍白。

蚀于上部则声喝（一作“嘎”），甘草泻心汤主之。

甘草泻心汤方

甘草（四两）　黄芩（三两）　人参（三两）　干姜（三两）　黄连（一两）　大枣（十二枚）　半夏（半斤）

上七味，水一斗，煮取六升，去滓再煎，温服一升，日三服。

蚀于下部则咽干，苦参汤洗之。

苦参汤方

苦参一升，以水一斗，煎取七升，去滓，熏洗，日三服。

蚀于肛者，雄黄熏之。

雄黄熏方

雄黄

上一味为末，筒瓦二枚合之，烧，向肛熏之。

（《脉经》云：病人或从呼吸上蚀其咽，或从下焦蚀其肛阴，蚀上为惑，蚀下为狐，狐惑病者，猪苓散主之。）

病者脉数，无热微烦，默默但欲卧，汗出，初得之三四日，目赤如鸠眼；七八日，目四眦（一本此有"黄"字）黑；若能食者，脓已成也，赤小豆当归散主之。

赤小豆当归散方

赤小豆（三升，浸令芽出，曝干）　当归（三两）

上二味，杵为散，浆水服方寸匕，日三服。

阳毒之为病，面赤斑斑如锦文，咽喉痛，唾脓血。五日可治，七日不可治。升麻鳖甲汤主之。

阴毒之为病，面目青，身痛如被杖，咽喉痛。五日可治，七日不可治。升麻鳖甲汤去雄黄蜀椒主之。

升麻鳖甲汤方

升麻（二两）　当归（一两）　蜀椒（炒去汗，一两）　甘草（二两）
雄黄（半两，研）　鳖甲（手指大一片，炙）

上六味，以水四升，煮取一升，顿服之，老小再服，取汗。

（《肘后》《千金方》阳毒用升麻汤，无鳖甲，有桂；阴毒用甘草汤，无雄黄。）

疟病脉证并治第四

（证二条、方六首）

师曰：疟脉自弦，弦数者多热，弦迟者多寒。弦小紧者下之差，弦迟者可温之，弦紧者可发汗、针灸也，浮大者可吐之，弦数者风发也，以饮食消息止之。

病疟，以月一日发，当以十五日愈；设不差，当月尽解。如其不差，当云何？

师曰：此结为癥瘕，名曰疟母，急治之，宜鳖甲煎丸。

鳖甲煎丸方

鳖甲（十二分，炙）　乌扇（三分，烧）　黄芩（三分）　柴胡（六分）　鼠妇（三分，熬）　干姜（三分）　大黄（三分）　芍药（五分）　桂枝（三分）　葶苈（一分，熬）　石韦（三分，去毛）　厚朴（三分）　牡丹（五分，去心）　瞿麦（二分）　紫葳（三分）　半夏（一分）　人参（一分）　䗪虫（五分，熬）　阿胶（三分，炙）　蜂巢（四分，炙）　赤硝（十二分）　蜣螂（六分，熬）　桃仁（二分）

上二十三味为末，取煅灶下灰一斗，清酒一斛五斗，浸灰，候酒尽一半，着鳖甲于中，煮令泛烂如胶漆，绞取汁，内诸药，煎为丸，如梧子大，空心服七丸，日三服。

（《千金方》用鳖甲十二片，又有海藻三分，大戟一分，䗪虫五分，无鼠妇、赤硝二味，以鳖甲煎和诸药为丸。）

师曰：阴气孤绝，阳气独发，则热而少气烦冤，手足热而欲呕，名曰瘅疟。若但热不寒者，邪气内藏于心，外舍分肉之间，令人消铄脱肉。

温疟者，其脉如平，身无寒但热，骨节疼烦，时呕，白虎加桂枝汤主之。

白虎加桂枝汤方

知母（六两）　　甘草（二两，炙）　　石膏（一斤）　　粳米（二合）　　桂
（去皮，三两）

上锉，每五钱，水一盏半，煎至八分，去滓，温服，汗出愈。

疟多寒者，名曰牡疟，蜀漆散主之。

蜀漆散方

蜀漆（洗去腥）　　云母（烧二日夜）　　龙骨（等分）

上三味，杵为散，未发前以浆水服半钱。温疟加蜀漆半分，临发时服
一钱匕。（一方"云母"作"云实"。）

附方：

附《外台秘要》方

牡蛎汤

治牡疟。

牡蛎（四两，熬）　　麻黄（去节，四两）　　甘草（二两）　　蜀漆（三两）

上四味，以水八升，先煮蜀漆、麻黄，去上沫，得六升，内诸药，煮
取三升，温服一升。若吐，则勿更服。

柴胡去半夏加栝蒌汤方

治疟病发渴者，亦治劳疟。

柴胡（八两）　　人参（三两）　　黄芩（三两）　　甘草（三两）　　栝蒌根
（四两）　　生姜（二两）　　大枣（十二枚）

上七味，以水一斗二升，煮取六升，去滓再煎，取三升，温服一升，
日二服。

柴胡姜桂汤方

治疟，寒多，微有热，或但寒不热，服一剂如神。

柴胡（半斤）　桂枝（三两，去皮）　干姜（二两）　黄芩（三两）　栝
蒌根（四两）　牡蛎（三两，熬）　甘草（二两，炙）

上七味，以水一斗二升，煮取六升，去滓再煎，取三升，温服一升，
日三服。初服微烦，复服汗出便愈。

中风历节病脉证并治第五

（论一首、脉证三条、方十一首）

夫风之为病，当半身不遂，或但臂不遂者，此为痹。脉微而数，中风
使然。

寸口脉浮而紧，紧则为寒，浮则为虚，寒虚相搏，邪在皮肤。浮者血
虚，络脉空虚，贼邪不泻，或左或右，邪气反缓，正气即急，正气引邪，
喝僻不遂。

邪在于络，肌肤不仁；邪在于经，即重不胜；邪入于府，即不识人；
邪入于藏，舌即难言，口吐涎。

侯氏黑散方

治大风，四肢烦重，心中恶寒不足者。《外台》治风癫。

菊花（四十分）　白术（十分）　细辛（三分）　茯苓（三分）　牡蛎
（三分）　桔梗（八分）　防风（十分）　人参（三分）　矾石（三分）　黄
芩（五分）　当归（三分）　干姜（三分）　芎䓖（三分）　桂枝（三分）

上十四味，杵为散，酒服方寸匕，日一服，初服二十日，温酒调服。
禁一切鱼肉、大蒜，常宜冷食，六十日止，即药积在腹中不下也，热食即
下矣，冷食自能助药力。

寸口脉迟而缓，迟则为寒，缓则为虚。荣缓则为亡血，卫缓则为中
风。邪气中经，则身痒而瘾疹；心气不足，邪气入中，则胸满而短气。

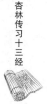

风引汤方

除热瘫痫。

大黄　干姜　龙骨（各四两）　桂枝（三两）　甘草　牡蛎（各二两）
寒水石　滑石　赤石脂　白石脂　紫石英　石膏（各六两）

上十二味，杵，粗筛，以韦囊盛之。取三指撮，井花水三升，煮三沸，温服一升。（治大人风引，少小惊痫瘛疭，日数十发，医所不疗，除热方。巢氏云：脚气，宜风引汤。）

防己地黄汤方

治病如狂状，妄行，独语不休，无寒热，其脉浮。

防己（一钱）　桂枝（三钱）　防风（三钱）　甘草（二钱）

上四味，以酒一杯，浸之一宿，绞取汁；生地黄二斤，咬咀，蒸之如斗米饭久，以铜器盛其汁，更绞地黄汁，和分再服。

头风摩散方

大附子（一枚，炮）　盐（等分）

上二味为散，沐了，以方寸匕，已摩疢上，令药力行。

寸口脉沉而弱，沉即主骨，弱即主筋，沉即为肾，弱即为肝。

汗出入水中，如水伤心，历节黄汗出，故曰历节。

趺阳脉浮而滑，滑则谷气实，浮则汗自出。

少阴脉浮而弱，弱则血不足，浮则为风，风血相搏，即疼痛如掣。

盛人脉涩小，短气，自汗出，历节疼，不可屈伸，此皆饮酒汗出当风所致。

诸肢节疼痛，身体尪羸，脚肿如脱，头眩短气，温温欲吐，桂枝芍药知母汤主之。

桂枝芍药知母汤方

桂枝（四两）　芍药（三两）　甘草（二两）　麻黄（二两）　生姜（五两）　白术（五两）　知母（四两）　防风（四两）　附子（二枚，炮）

上九味，以水七升，煮取二升，温服七合，日三服。

味酸则伤筋，筋伤则缓，名曰泄；咸则伤骨，骨伤则痿，名曰枯。枯泄相搏，名曰断泄，荣气不通，卫不独行，荣卫俱微，三焦无所御，四属断绝，身体羸瘦，独足肿大，黄汗出，胫冷。假令发热，便为历节也。

病历节不可屈伸，疼痛，乌头汤主之。

乌头汤方

治脚气疼痛，不可屈伸。

麻黄　芍药　黄芪（各三两）　甘草（炙）　川乌（五枚，㕮咀，以蜜二升，煎取一升，即出乌头）

上五味，㕮咀四味，以水三升，煮取一升，去滓，内蜜煎中，更煎之，服七合。不知，尽服之。

矾石汤方

治脚气冲心。

矾石（二两）

上一味，以浆水一斗五升，煎三五沸，浸脚良。

附方：

《古今录验》续命汤方

治中风痱，身体不能自收，口不能言，冒昧不知痛处，或拘急，不得转侧。姚云：与大续命同，并治妇人产后去血者，及老人、小儿。

麻黄　桂枝　当归　人参　石膏　干姜　甘草（各三两）　芎䓖（一两）　杏仁（四十枚）

上九味，以水一斗，煮取四升，温服一升，当小汗，薄覆脊，凭几坐，汗出则愈，不汗更服，无所禁，勿当风。并治但伏不得卧，咳逆上气，面目浮肿。

《千金》三黄汤方

治中风，手足拘急，百节疼痛，烦热心乱，恶寒，经日不欲饮食。

麻黄（五分） 独活（四分） 细辛（二分） 黄芪（三分） 黄芩（三分）

上五味，以水六升，煮取二升，分温三服，一服小汗，二服大汗。心热加大黄二分，腹满加枳实一枚，气逆加人参三分，悸加牡蛎三分，渴加栝蒌根三分，先有寒加附子一枚。

《近效方》术附汤方

治风虚头重眩，苦极，不知食味，暖肌补中，益精气。

白术（二两） 附子（一枚半，炮，去皮） 甘草（一两，炙）

上三味，到，每五钱匕，姜五片，枣一枚，水盏半，煎七分，去滓，温服。

崔氏八味丸方

治脚气上入，少腹不仁。

干地黄（八两） 山茱萸 薯蓣（各四两） 泽泻 茯苓 牡丹皮（各三两） 桂枝 附子（炮，各一两）

上八味，末之，炼蜜和丸，梧子大，酒下十五丸，日再服。

《千金方》越婢加术汤方

治肉极，热则身体津脱，腠理开，汗大泄，历节风，下焦脚弱。

麻黄（六两） 石膏（半斤） 生姜（三两） 甘草（二两） 白术（四两） 大枣（十五枚）

上六味，以水六升，先煮麻黄，去上沫，内诸药，煮取三升，分温三服。恶风加附子一枚，炮。

血痹虚劳病脉证并治第六

（论一首、脉证九条、方九首）

问曰：血痹病，从何得之？

师曰：夫尊荣人，骨弱，肌肤盛，重因疲劳汗出，卧不时动摇，加被微风，遂得之。但以脉自微涩，在寸口、关上小紧，宜针引阳气，令脉和，紧去则愈。

血痹，阴阳俱微，寸口、关上微，尺中小紧，外证身体不仁，如风痹状，黄芪桂枝五物汤主之。

黄芪桂枝五物汤方

黄芪（三两）　芍药（三两）　桂枝（三两）　生姜（六两）　大枣（十二枚）

上五味，以水六升，煮取二升，温服七合，日三服。（一方有人参。）

夫男子平人，脉大为劳，极虚亦为劳。

男子面色薄者，主渴及亡血，卒喘悸，脉浮者，里虚也。

男子脉虚沉弦，无寒热，短气里急，小便不利，面色白，时目瞑，兼衄，少腹满，此为劳使之然。

劳之为病，其脉浮大，手足烦，春夏剧，秋冬瘥，阴寒精自出，酸削不能行。

男子脉浮弱而涩，为无子，精气清冷。（一作"泠"。）

夫失精家，少腹弦急，阴头寒，目眩（一作"目眶痛"）发落，脉极虚芤迟，为清谷、亡血、失精。脉得诸芤动微紧，男子失精，女子梦交，桂枝加龙骨牡蛎汤主之。

桂枝加龙骨牡蛎汤方

（《小品》云：虚弱浮，热汗出者，除桂，加白薇、附子各三分，故曰二加龙骨汤。）

桂枝 芍药 生姜（各三两） 甘草（二两） 大枣（十二枚） 龙骨 牡蛎（各三两）

上七味，以水七升，煮取三升，分温三服。

天雄散方

天雄（三两，炮） 白术（八两） 桂枝（六两） 龙骨（三两）

上四味，杵为散，酒服半钱匕，日三服。不知，稍增之。

男子平人，脉虚弱细微者，喜盗汗也。

人年五六十，其病脉大者，痹侠背行，若肠鸣、马刀、侠瘿者，皆为劳得之。

脉沉小迟，名脱气，其人疾行则喘喝，手足逆寒，腹满，甚则溏泄，食不消化也。

脉弦而大，弦则为减，大则为芤，减则为寒，芤则为虚，虚寒相搏，此名为革。妇人则半产、漏下，男子则亡血、失精。

虚劳里急，悸，衄，腹中痛，梦失精，四肢酸疼，手足烦热，咽干口燥，小建中汤主之。

小建中汤方

桂枝（三两，去皮） 甘草（三两，炙） 大枣（十二枚） 芍药（六两） 生姜（三两） 胶饴（一升）

上六味，以水七升，煮取三升，去滓，内胶饴，更上微火消解，温服一升，日三服。呕家不可用建中汤，以甜故也。

虚劳里急，诸不足，黄芪建中汤主之。（于小建中汤内加黄芪一两半，余依上法。气短胸满者，加生姜；腹满者，去枣，加茯苓一两半；及疗肺虚损不足，补气，加半夏三两。）

虚劳腰痛，少腹拘急，小便不利者，八味肾气丸主之。

虚劳诸不足，风气百疾，薯蓣丸主之。

薯蓣丸方

薯蓣（三十分）　当归　桂枝　干地黄　曲　豆黄卷（各十分）　甘草（二十八分）　芎䓖　麦门冬　芍药　白术　杏仁（各六分）　人参（七分）柴胡　桔梗　茯苓（各五分）　阿胶（七分）　干姜（三分）　白蔹（二分）防风（六分）　大枣（百枚，为膏）

上二十一味，末之，炼蜜和丸，如弹子大，空腹酒服一丸，一百丸为剂。

虚劳虚烦不得眠，酸枣汤主之。

酸枣汤方

酸枣仁（二升）　甘草（一两）　知母（二两）　茯苓（二两）　芎䓖（二两）　（深师有生姜二两。）

上五味，以水八升，煮酸枣仁，得六升，内诸药，煮取三升，分温三服。

五劳虚极羸瘦，腹满不能饮食，食伤、忧伤、饮伤、房室伤、饥伤、劳伤、经络营卫气伤，内有干血，肌肤甲错，两目黯黑。缓中补虚，大黄䗪虫丸主之。

大黄䗪虫丸方

大黄（十分，蒸）　黄芩（二两）　甘草（三两）　桃仁（一升）　杏仁（一升）　芍药（四两）　干地黄（十两）　干漆（一两）　虻虫（一升）水蛭（百枚）　蛴螬（一升）　䗪虫（半升）

上十二味，末之，炼蜜和丸，小豆大，酒饮服五丸，日三服。

附方：

《千金翼》炙甘草汤方（一云"复脉汤"）

治虚劳不足，汗出而闷，脉结悸，行动如常，不出百日。危急者，十一日死。

甘草（四两，炙） 桂枝 生姜（各三两） 麦门冬（半升） 麻仁（半升） 人参 阿胶（各二两） 大枣（三十枚） 生地黄（一斤）

上九味，以酒七升、水八升，先煮八味，取三升，去滓，内胶，消尽，温服一升，日三服。

《肘后》獭肝散方

治冷劳，又主鬼疰一门相染。

獭肝一具，炙干，末之，水服方寸匕，日三服。

肺痿肺痈咳嗽上气病脉证治第七

（论三首、脉证四条、方十六首）

问曰：热在上焦者，因咳为肺痿。肺痿之病，何从得之？

师曰：或从汗出，或从呕吐，或从消渴，小便利数，或从便难，又被快药下利，重亡津液，故得之。

曰：寸口脉数，其人咳，口中反有浊唾涎沫者何？

师曰：为肺痿之病。若口中辟辟燥，咳即胸中隐隐痛，脉反滑数，此为肺痈，咳唾脓血。脉数虚者为肺痿，数实者为肺痈。

问曰：病咳逆，脉之，何以知此为肺痈？当有脓血，吐之则死，其脉何类？

师曰：寸口脉微而数，微则为风，数则为热；微则汗出，数则恶寒。风中于卫，呼气不入；热过于荣，吸而不出。风伤皮毛，热伤血脉。风舍于肺，其人则咳，口干喘满，咽燥不渴，时唾浊沫，时时振寒。热之所过，血为之凝滞，蓄结痈脓，吐如米粥。始萌可救，脓成则死。

上气，面浮肿，肩息，其脉浮大，不治；又加利，尤甚。

上气，喘而躁者，属肺胀，欲作风水，发汗则愈。

肺痿，吐涎沫而不咳者，其人不渴，必遗尿，小便数，所以然者，以上虚不能制下故也。此为肺中冷，必眩，多涎唾，甘草干姜汤以温之。若服汤已渴者，属消渴。

甘草干姜汤方

甘草（四两，炙）　干姜（二两，炮）

上㕮咀，以水三升，煮取一升五合，去滓，分温再服。

咳而上气，喉中水鸡声，射干麻黄汤主之。

射干麻黄汤方

射干（十三枚。一云"三两"）　麻黄（四两）　生姜（四两）　细辛（三两）　紫菀（三两）　款冬花（三两）　五味子（半升）　大枣（七枚）　半夏（大者八枚，洗。一法"半升"）

上九味，以水一斗二升，先煮麻黄两沸，去上沫，内诸药，煮取三升，分温三服。

咳逆上气，时时吐浊，但坐不得眠，皂荚丸主之。

皂荚丸方

皂荚（八两，刮去皮，用酥炙）

上一味，末之，蜜丸，梧子大，以枣膏和汤，取三丸，日三夜一服。

咳而脉浮者，厚朴麻黄汤主之。

厚朴麻黄汤方

厚朴（五两）　麻黄（四两）　石膏（如鸡子大）　杏仁（半升）　半夏（半升）　干姜（二两）　细辛（二两）　小麦（一升）　五味子（半升）

上九味，以水一斗二升，先煮小麦熟，去滓，内诸药，煮取三升，温服一升，日三服。

脉沉者，泽漆汤主之。

泽漆汤方

半夏（半升）　紫参（五两。一作"紫菀"）　泽漆（三斤，以东流水五斗，煮取一斗五升）　生姜（五两）　白前（五两）　甘草　黄芩　人参　桂枝（各三两）

上九味，㕮咀，内泽漆汁中，煮取五升，温服五合，至夜尽。

火逆上气，咽喉不利，止逆下气者，麦门冬汤主之。

麦门冬汤方

麦门冬（七升）　半夏（一升）　人参（三两）　甘草（二两）　粳米（三合）　大枣（十二枚）

上六味，以水一斗二升，煮取六升，温服一升，日三夜一服。

肺痈，喘不得卧，葶苈大枣泻肺汤主之。

葶苈大枣泻肺汤方

葶苈（熬令黄色，捣丸如弹子大）　大枣（十二枚）

上先以水三升，煮枣，取二升，去枣，内葶苈，煮取一升，顿服。

咳而胸满，振寒，脉数，咽干不渴，时出浊唾腥臭，久久吐脓如米粥者，为肺痈，桔梗汤主之。

桔梗汤方

亦治血痹。

桔梗（一两）　甘草（二两）

上二味，以水三升，煮取一升，分温再服，则吐脓血也。

咳而上气，此为肺胀，其人喘，目如脱状，脉浮大者，越婢加半夏汤主之。

越婢加半夏汤方

麻黄（六两）　石膏（半斤）　生姜（三两）　大枣（十五枚）　甘草（二两）　半夏（半升）

上六味，以水六升，先煮麻黄，去上沫，内诸药，煮取三升，分温三服。

肺胀，咳而上气，烦躁而喘，脉浮者，心下有水，小青龙加石膏汤主之。

小青龙加石膏汤方

（《千金》证治同，外更加"胁下痛引缺盆"。）

麻黄　芍药　桂枝　细辛　甘草　干姜（各三两）　五味子　半夏（各半升）　石膏（二两）

上九味，以水一斗，先煮麻黄，去上沫，内诸药，煮取三升，强人服一升，羸者减之，日三服。小儿服四合。

附方：

《外台》炙甘草汤方

治肺痿，涎唾多，心中温温液液者。（方见"虚劳"中。）

《千金》甘草汤方

甘草（二两）

上一味，以水三升，煮减半，分温三服。

《千金》生姜甘草汤方

治肺痿，咳唾涎沫不止，咽燥而渴。

生姜（五两）　人参（三两）　甘草（四两）　大枣（十五枚）

上四味，以水七升，煮取三升，分温三服。

《千金》桂枝去芍药加皂荚汤方

治肺痿,吐涎沫。

桂枝（三两） 生姜（三两） 甘草（二两） 大枣（十枚） 皂荚（二枚,去皮、子,炙焦）

上五味,以水七升,微微火煮取三升,分温三服。

《外台》桔梗白散汤方

治咳而胸满,振寒,脉数,咽干不渴,时出浊唾腥臭,久久吐脓如米粥者,为肺痈。

桔梗 贝母（各三分） 巴豆（一分,去皮,熬,研如脂）

上三味,为散,强人饮服半钱匕,羸者减之。病在膈上者吐脓血,膈下者泻出。若下多不止,饮冷水一杯则定。

《千金》苇茎汤方

治咳有微热,烦满,胸中甲错,是为肺痈。

苇茎（二升） 薏苡仁（半升） 桃仁（五十枚） 瓜瓣（半升）

上四味,以水一斗,先煮苇茎,得五升,去滓,内诸药,煮取二升,服一升。再服,当吐如脓。

肺痈,胸满胀,一身面目浮肿,鼻塞清涕出,不闻香臭酸辛,咳逆上气,喘鸣迫塞,葶苈大枣泻肺汤主之。

（方见上。三日一剂,可至三四剂,此先服小青龙汤一剂,乃进。小青龙汤方,见"咳嗽门"中。）

奔豚气病脉证治第八

（论二首、方三首）

师曰：病有奔豚，有吐脓，有惊怖，有火邪，此四部病，皆从惊发得之。

师曰：奔豚病，从少腹起，上冲咽喉，发作欲死，复还止，皆从惊恐得之。

奔豚，气上冲胸，腹痛，往来寒热，奔豚汤主之。

奔豚汤方

甘草　芎劳　当归（各二两）　半夏（四两）　黄芩（二两）　生葛（五两）　芍药（二两）　生姜（四两）　甘李根白皮（一升）

上九味，以水二斗，煮取五升，温服一升，日三夜一服。

发汗后，烧针令其汗，针处被寒，核起而赤者，必发奔豚，气从少腹上至心，灸其核上各一壮，与桂枝加桂汤主之。

桂枝加桂汤方

桂枝（五两）　芍药（三两）　甘草（二两，炙）　生姜（三两）　大枣（十二枚）

上五味，以水七升，微火煮取三升，去滓，温服一升。

发汗后，脐下悸者，欲作奔豚，茯苓桂枝甘草大枣汤主之。

茯苓桂枝甘草大枣汤方

茯苓（半斤）　甘草（二两，炙）　大枣（十五枚）　桂枝（四两）

上四味，以甘澜水一斗，先煮茯苓，减二升，内诸药，煮取三升，去滓，温服一升，日三服。

甘澜水法：取水二斗，置大盆内，以勺扬之，水上有珠子五六千颗相逐，取用之。

胸痹心痛短气病脉证治第九

（论一首、证一首、方十首）

师曰：夫脉当取太过不及，阳微阴弦，即胸痹而痛，所以然者，责其极虚也。今阳虚知在上焦，所以胸痹心痛者，以其阴弦故也。

平人无寒热，短气不足以息者，实也。

胸痹之病，喘息咳唾，胸背痛，短气，寸口脉沉而迟，关上小紧数，栝蒌薤白白酒汤主之。

栝蒌薤白白酒汤方

栝蒌实（一枚，捣）　薤白（半斤）　白酒（七升）

上三味，同煮，取二升，分温再服。

胸痹不得卧，心痛彻背者，栝蒌薤白半夏汤主之。

栝蒌薤白半夏汤方

栝蒌实（一枚）　薤白（三两）　半夏（半斤）　白酒（一斗）

上四味，同煮，取四升，温服一升，日三服。

胸痹心中痞，留气结在胸，胸满，胁下逆抢心，枳实薤白桂枝汤主之，人参汤亦主之。

枳实薤白桂枝汤方

枳实（四枚）　厚朴（四两）　薤白（半斤）　桂枝（一两）　栝蒌实

（一枚，捣）

上五味，以水五升，先煮枳实、厚朴，取二升，去滓，内诸药，煮数沸，分温三服。

人参汤方

人参　甘草　干姜　白术（各三两）

上四味，以水八升，煮取三升，温服一升，日三服。

胸痹，胸中气塞，短气，茯苓杏仁甘草汤主之，橘枳姜汤亦主之。

茯苓杏仁甘草汤方

茯苓（三两）　杏仁（五十个）　甘草（一两）

上三味，以水一斗，煮取五升，温服一升，日三服，不差，更服。

橘皮枳实生姜汤方

橘皮（一斤）　枳实（三两）　生姜（半斤）

上三味，以水五升，煮取二升，分温再服。

（《肘后》《千金》云：治胸痹，胸中愊愊如满，噎塞习习如痒，喉中涩，唾燥沫。）

胸痹缓急者，薏苡附子散主之。

薏苡附子散方

薏苡仁（十五两）　大附子（十枚，炮）

上二味，杵为散，服方寸匕，日三服。

心中痞，诸逆心悬痛，桂枝生姜枳实汤主之。

桂枝生姜枳实汤方

桂枝（三两）　生姜（三两）　枳实（五枚）

上三味，以水六升，煮取三升，分温三服。

心痛彻背，背痛彻心，乌头赤石脂丸主之。

乌头赤石脂丸方

蜀椒（一两。一法"二分"）　乌头（一分，炮）　附子（半两，炮。一法"一分"）　干姜（一两。一法"一分"）　赤石脂（一两。一法"二分"）

上五味，末之，蜜丸，如梧子大，先食服一丸，日三服。不知，稍加服。

九痛丸方

治九种心痛。

附子（三两，炮）　生狼牙（一两，炙香）　巴豆（一两，去皮、心，熬，研如脂）　人参　干姜　吴茱萸（各一两）

上六味，末之，炼蜜丸，如桐子大，酒下。强人初服三丸，日三服，弱者二丸。兼治卒中恶，腹胀痛，口不能言。又，连年积冷，流注心胸痛，并冷冲、上气、落马、坠车、血疾等，皆主之。忌口如常法。

腹满寒疝宿食病脉证治第十

（论一首、脉证十六条、方十四首）

趺阳脉微弦，法当腹满，不满者必便难，两胠疼痛，此虚寒从下上也，以温药服之。病者腹满，按之不痛为虚，痛者为实，可下之。舌黄，未下者，下之，黄自去。

腹满时减，复如故，此为寒，当与温药。

病者痿黄，躁而不渴，胸中寒实，而利不止者，死。

寸口脉弦者，即胁下拘急而痛，其人啬啬恶寒也。

夫中寒家，喜欠，其人清涕出，发热色和者，善嚏。

中寒，其人下利，以里虚也，欲嚏不能，此人肚中寒。（一云"痛"）

夫瘦人绕脐痛，必有风冷，谷气不行，而反下之，其气必冲；不冲者，心下则痞也。

病腹满，发热十日，脉浮而数，饮食如故，厚朴七物汤主之。

厚朴七物汤方

厚朴（半斤）　甘草（三两）　大黄（三两）　大枣（十枚）　枳实（五枚）　桂枝（二两）　生姜（五两）

上七味，以水一斗，煮取四升，温服八合，日三服。呕者加半夏五合，下利去大黄，寒多者加生姜至半斤。

腹中寒气，雷鸣切痛，胸胁逆满，呕吐，附子粳米汤主之。

附子粳米汤方

附子（一枚，炮）　半夏（半升）　甘草（一两）　大枣（十枚）　粳米（半升）

上五味，以水八升，煮米熟汤成，去滓，温服一升，三日服。

痛而闭者，厚朴三物汤主之。

厚朴三物汤方

厚朴（八两）　大黄（四两）　枳实（五枚）

上三味，以水一斗二升，先煮二味，取五升，内大黄，煮取三升，温服一升，以利为度。

按之心下满痛者，此为实也，当下之，宜大柴胡汤。

大柴胡汤方

柴胡（半斤）　黄芩（三两）　芍药（三两）　半夏（半升，洗）　枳实（四枚，炙）　大黄（二两）　大枣（十二枚）　生姜（五两）

上八味，以水一斗二升，煮取六升，去滓再煎，温服一升，日三服。

腹满不减，减不足言，当须下之，宜大承气汤。

大承气汤方

大黄（四两，酒洗）　厚朴（半斤，去皮，炙）　枳实（五枚，炙）　芒硝（三合）

上四味，以水一斗，先煮二物，取五升，去滓，内大黄，煮取二升，内芒硝，更上火微一二沸，分温再服，得下，余勿服。

心胸中大寒痛，呕不能饮食，腹中寒，上冲皮起，出见有头足，上下痛而不可触近，大建中汤主之。

大建中汤方

蜀椒（二合，去汗）　干姜（四两）　人参（二两）

上三味，以水四升，煮取二升，去滓，内胶饴一升，微火煎取一升半，分温再服，如一炊顷，可饮粥二升，后更服，当一日食糜，温覆之。

胁下偏痛，发热，其脉紧弦，此寒也，以温药下之，宜大黄附子汤。

大黄附子汤方

大黄（三两）　附子（三枚，炮）　细辛（二两）

上三味，以水五升，煮取二升，分温三服。若强人，煮取二升半，分温三服，服后如人行四五里，进一服。

寒气厥逆，赤丸主之。

赤丸方

茯苓（四两）　乌头（二两，炮）　半夏（四两，洗。一方用桂）　细辛（一两。《千金》作"人参"）

上四味，末之，内真朱为色，炼蜜丸，如麻子大，先食酒饮下三丸，日再夜一服。不知，稍增之，以知为度。

腹痛，脉弦而紧，弦则卫气不行，即恶寒；紧则不欲食，邪正相搏，即为寒疝。

寒疝绕脐痛，若发则白津出，手足厥冷，其脉沉弦者，大乌头煎主之。

大乌头煎方

乌头（大者五枚，熬，去皮，不㕮咀）

上以水三升，煮取一升，去滓，内蜜二升，煎令水气尽，取二升。强人服七合，弱人服五合。不差，明日更服，不可一日再服。

寒疝，腹中痛，及胁痛里急者，当归生姜羊肉汤主之。

当归生姜羊肉汤方

当归（三两）　生姜（五两）　羊肉（一斤）

上三味，以水八升，煮取三升，温服七合，日三服。若寒多者，加生姜成一斤；痛多而呕者，加橘皮二两、白术一两。加生姜者，亦加水五升，煮取三升二合，服之。

寒疝，腹中痛，逆冷，手足不仁，若身疼痛，灸刺诸药不能治，抵当乌头桂枝汤主之。

乌头桂枝汤方

乌头

上一味，以蜜二斤，煎减半，去滓，以桂枝汤五合解之，得一升后，初服二合，不知，即取三合；又不知，复加至五合。其知者，如醉状，得吐者，为中病。

桂枝汤方

桂枝（三两，去皮）　芍药（三两）　甘草（二两，炙）　生姜（三两）
大枣（十二枚）

上五味，到，以水七升，微火煮取三升，去滓。

其脉数而紧，乃弦，状如弓弦，按之不移。脉数弦者，当下其寒；脉紧大而迟者，必心下坚；脉大而紧者，阳中有阴，可下之。

附方：

《外台》乌头汤方

治寒疝，腹中绞痛，贼风入攻五藏，拘急不得转侧，发作有时，使人阴缩，手足厥逆。（方见上。）

《外台》柴胡桂枝汤方

治心腹卒中痛者。

柴胡（四两） 黄芩 人参 芍药 桂枝 生姜（各一两半） 甘草（一两） 半夏（二合半） 大枣（六枚）

上九味，以水六升，煮取三升，温服一升，日三服。

《外台》走马汤方

治中恶，心痛腹胀，大便不通。

杏仁（二枚） 巴豆（二枚，去皮、心，熬）

上二味，以绵缠，搥令碎，热汤二合，捻取白汁，饮之，当下。老小量之。通治飞尸鬼击病。

问曰：人病有宿食，何以别之？

师曰：寸口脉浮而大，按之反涩，尺中亦微而涩，故知有宿食，大承气汤主之。

脉数而滑者实也，此有宿食，下之愈，宜大承气汤。

下利，不饮食者，有宿食也，当下之，宜大承气汤。

大承气汤方

（见前"痉病"中。）

宿食在上脘，当吐之，宜瓜蒂散。

瓜蒂散方

瓜蒂（一分，熬黄）　赤小豆（一分，煮）

上二味，杵为散，以香豉七合，煮取汁，和散一钱匕，温服之。不吐者，少加之，以快吐为度而止。亡血及虚者不可与之。

脉紧如转索无常者，有宿食也。

脉紧，头痛风寒，腹中有宿食不化也。（一云"寸口脉紧"。）

卷 中

五藏风寒积聚病脉证并治第十一

（论二首、脉证十七条、方二首）

肺中风者，口燥而喘，身运而重，冒而肿胀。

肺中寒，吐浊涕。

肺死藏，浮之虚，按之弱如葱叶，下无根者，死。

肝中风者，头目𤾭，两胁痛，行常伛，令人嗜甘。

肝中寒者，两臂不举，舌本燥，喜太息，胸中痛，不得转侧，食则吐而汗出也。（《脉经》《千金》云：时盗汗，咳，食已，吐其汁。）

肝死藏，浮之弱，按之如索不来，或曲如蛇行者，死。

肝著，其人常欲蹈其胸上，先未苦时，但欲饮热，旋复花汤主之。

心中风者，翕翕发热，不能起，心中饥，食即呕吐。

心中寒者，其人苦病心如啖蒜状，剧者心痛彻背，背痛彻心，譬如蛊注，其脉浮者，自吐乃愈。

心伤者，其人劳倦即头面赤而下重，心中痛而自烦，发热，当脐跳，其脉弦，此为心藏伤所致也。

心死藏，浮之实如麻豆，按之益躁疾者，死。

邪哭使魂魄不安者，血气少也；血气少者属于心，心气虚者，其人则畏，合目欲眠，梦远行，而精神离散，魂魄妄行。阴气衰者为癫，阳气衰者为狂。

脾中风者，翕翕发热，形如醉人，腹中烦重，皮目𥆧𥆧而短气。

脾死藏，浮之大坚，按之如覆杯，洁洁状如摇者，死。

趺阳脉浮而涩，浮则胃气强，涩则小便数，浮涩相搏，大便则坚，其脾为约，麻子仁丸主之。

麻子仁丸方

麻子仁（二升）　芍药（半斤）　枳实（一斤）　大黄（一斤）　厚朴（一尺）　杏仁（一升）

上六味，末之，炼蜜和丸，梧桐子大，饮服十丸，日三，渐加，以知为度。

肾著之病，其人身体重，腰中冷如坐水中，形如水状，反不渴，小便自利，饮食如故，病属下焦，身劳汗出，衣（一作"表"）里冷湿，久久得之，腰以下冷痛，腹重如带五千钱，甘姜苓术汤主之。

甘草干姜茯苓白术汤方

甘草（二两）　白术（二两）　干姜（四两）　茯苓（四两）

上四味，以水五升，煮取三升，分温三服，腰中即温。

肾死藏，浮之坚，按之乱加转丸，益下入尺中者，死。

问曰：三焦竭部，上焦竭善噫，何谓也？

师曰：上焦受中焦气未和，不能消谷，故能噫耳；下焦竭，即遗溺失便，其气不和，不能自禁制，不须治，久则愈。

师曰：热在上焦者，因咳为肺痿；热在中焦者，则为坚；热在下焦者，则尿血，亦令淋秘不通。大肠有寒者，多鹜溏；有热者，便肠垢。小肠有寒者，其人下重便血；有热者，必痔。

问曰：病有积，有聚，有馨气，何谓也？

师曰：积者，藏病也，终不移；聚者，府病也，发作有时，展转痛移，为可治；馨气者，胁下痛，按之则愈，复发，为馨气。

诸积大法：脉来细而附骨者，乃积也。寸口积在胸中；微出寸口，积在喉中。关上积在脐旁；上关上，积在心下；微下关，积在少腹。尺中，积在气冲。脉出左，积在左；脉出右，积在右；脉两出，积在中央。各以其部处之。

痰饮咳嗽病脉证并治第十二

（论一首、脉二十一条、方十八首）

问曰：夫饮有四，何谓也？

师曰：有痰饮，有悬饮，有溢饮，有支饮。

问曰：四饮何以为异？

师曰：其人素盛今瘦，水走肠间，沥沥有声，谓之痰饮；饮后水流在胁下，咳唾引痛，谓之悬饮；饮水流行，归于四肢，当汗出而不汗出，身体疼重，谓之溢饮；咳逆倚息，短气不得卧，其形如肿，谓之支饮。

水在心，心下坚筑，短气，恶水不欲饮。

水在肺，吐涎沫，欲饮水。

水在脾，少气身重。

水在肝，胁下支满，嚏而痛。

水在肾，心下悸。

夫心下有留饮，其人背寒冷如手大。

留饮者，胁下痛引缺盆，咳嗽则辄已。（一作"转甚"）

胸中有留饮，其人短气而渴，四肢历节痛。

脉沉者，有留饮。

膈上病痰，满喘咳吐，发则寒热，背痛腰疼，目泣自出，其人振振身瞤剧，必有伏饮。

夫病人饮水多，必暴喘满。凡食少饮多，水停心下，甚者则悸，微者短气。脉双弦者，寒也，皆大下后善虚；脉偏弦者，饮也。

肺饮不弦，但苦喘短气。

支饮亦喘而不能卧，加短气，其脉平也。

病痰饮者，当以温药和之。

心下有痰饮，胸胁支满，目眩，苓桂术甘汤主之。

苓桂术甘汤方

茯苓（四两）　桂枝（三两）　白术（三两）　甘草（二两）

上四味，以水六升，煮取三升，分温三服，小便则利。

夫短气，有微饮，当从小便去之，苓桂术甘汤主之，（方见上）肾气丸亦主之。（方见"脚气"中）

病者脉伏，其人欲自利，利反快，虽利，心下续坚满，此为留饮欲去故也，甘遂半夏汤主之。

甘遂半夏汤方

甘遂（大者，三枚）　半夏（十二枚，以水一升，煮取半升，去滓）　芍药（五枚）　甘草（如指大一枚，炙。一本作无）

上四味，以水二升，煮取半升，去滓，以蜜半升和药汁，煎取八合，顿服之。

脉浮而细滑，伤饮。

脉弦数者，有寒饮，冬夏难治。

脉沉而弦者，悬饮内痛。

病悬饮者，十枣汤主之。

十枣汤方

芫花（熬）　甘遂　大戟（各等分）

上三味，捣筛，以水一升五合，先煮肥大枣十枚，取九合，去滓，内药末。强人服一钱匕，羸人服半钱，平旦温服之；不下者，明日更加半钱；得快下后，糜粥自养。

病溢饮者，当发其汗，大青龙汤主之，小青龙汤亦主之。

大青龙汤方

麻黄（六两，去节）　桂枝（二两，去皮）　甘草（二两，炙）　杏仁

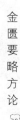

金匮要略方论

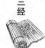

（四十个，去皮、尖） 生姜（三两，切） 大枣（十二枚） 石膏（如鸡子大，碎）

上七味，以水九升，先煮麻黄，减二升，去上沫，内诸药，煮取三升，去滓，温服一升，取微似汗。汗多者，温粉粉之。

小青龙汤方

麻黄（三两，去节） 芍药（三两） 五味子（半升） 干姜（三两）甘草（三两，炙） 细辛（三两） 桂枝（三两，去皮） 半夏（半升，洗）

上八味，以水一斗，先煮麻黄，减二升，去上沫，内诸药，煮取三升，去滓，温服一升。

膈间支饮，其人喘满，心下痞坚，面色黧黑，其脉沉紧，得之数十日，医吐下之不愈，木防己汤主之。虚者即愈，实者三日复发，复与，不愈者，宜木防己汤去石膏加茯苓芒硝汤主之。

木防己汤方

木防己（三两） 石膏（十二枚，鸡子大） 桂枝（二两） 人参（四两）上四味，以水六升，煮取二升，分温再服。

木防己去石膏加茯苓芒硝汤方

木防己（二两） 桂枝（二两） 人参（四两） 芒硝（三合） 茯苓（四两）

上五味，以水六升，煮取二升，去滓，内芒硝，再微煎，分温再服，微利则愈。

心下有支饮，其人苦冒眩，泽泻汤主之。

泽泻汤方

泽泻（五两） 白术（二两）
上二味，以水二升，煮取一升，分温再服。

支饮胸满者，厚朴大黄汤主之。

厚朴大黄汤方

厚朴（一尺）　大黄（六两）　枳实（四枚）

上三味，以水五升，煮取二升，分温再服。

支饮，不得息，葶苈大枣泻肺汤主之。（方见"肺痈篇"中）

呕家本渴，渴者为欲解，今反不渴，心下有支饮故也，小半夏汤主之。（《千金》云：小半夏加茯苓汤。）

小半夏汤方

半夏（一升）　生姜（半斤）

上二味，以水七升，煮取一升半，分温再服。

腹满，口舌干燥，此肠间有水气，己椒苈黄丸主之。

己椒苈黄丸方

防己　椒目　葶苈（熬）　大黄（各一两）

上四味，末之，蜜丸，如梧子大。先食饮服一丸，日三服，稍增，口中有津液。渴者，加芒硝半两。

卒呕吐，心下痞，膈间有水，眩悸者，小半夏加茯苓汤主之。

小半夏加茯苓汤方

半夏（一升）　生姜（半斤）　茯苓（三两。一法"四两"）

上三味，以水七升，煮取一升五合，分温再服。

假令瘦人脐下有悸，吐涎沫而癫眩，此水也，五苓散主之。

五苓散方

泽泻（一两一分）　猪苓（三分，去皮）　茯苓（三分）　白术（三分）

桂枝（二分，去皮）

上五味，为末，白饮服方寸匕，日三服，多饮暖水，汗出愈。

附方：

《外台》茯苓饮

治心胸中有停痰宿水，自吐出水后，心胸间虚，气满不能食。消痰气，令能食。

茯苓　人参　白术（各三两）　枳实（二两）　橘皮（二两半）　生姜（四两）

上六味，水六升，煮取一升八合，分温三服，如人行八九里进之。

咳家，其脉弦，为有水，十枣汤主之。（方见上）

夫有支饮家，咳烦，胸中痛者，不卒死，至一百日或一岁，宜十枣汤。（方见上）

久咳数岁，其脉弱者可治，实大数者死；其脉虚者，必苦冒，其人本有支饮在胸中故也，治属饮家。

咳逆倚息，不得卧，小青龙汤主之。（方见上文"肺痈"中）

青龙汤下已，多唾口燥，寸脉沉，尺脉微，手足厥逆，气从小腹上冲胸咽，手足痹，其面翕热如醉状，因复下流阴股，小便难，时复冒者，与茯苓桂枝五味甘草汤，治其气冲。

桂苓五味甘草汤方

茯苓（四两）　桂枝（四两，去皮）　甘草（三两，炙）　五味子（半升）

上四味，以水八升，煮取三升，去滓，分三温服。

冲气即低，而反更咳，胸满者，用桂苓五味甘草汤，去桂，加干姜、细辛，以治其咳满。

苓甘五味姜辛汤方

茯苓（四两）　甘草（三两）　干姜（三两）　细辛（三两）　五味（半升）

上五味，以水八升，煮取三升，去滓，温服半升，日三。

咳满即止，而更复渴，冲气复发者，以细辛、干姜为热药也，服之当遂渴，而渴反止者，为支饮也。支饮者，法当冒，冒者必呕，呕者复内半夏，以去其水。

桂苓五味甘草去桂加姜辛夏汤方

茯苓（四两）　甘草（三两）　细辛（二两）　干姜（二两）　五味子半夏（各半升）

上六味，以水八升，煮取三升，去滓，温服半升，日三。

水去呕止，其人形肿者，加杏仁主之。其证应内麻黄，以其人逐痹，故不内之。若逆而内之者，必厥。所以然者，以其人血虚，麻黄发其阳故也。

苓甘五味加姜辛半夏杏仁汤方

茯苓（四两）　甘草（三两）　五味（半升）　干姜（三两）　细辛（三两）　半夏（半升）　杏仁（半升，去皮、尖）

上七味，以水一斗，煮取三升，去滓，温服半升，日三。

若面热如醉，此为胃热上冲熏其面，加大黄以利之。

苓甘五味加姜辛半杏大黄汤方

茯苓（四两）　甘草（三两）　五味（半升）　干姜（三两）　细辛（三两）　半夏（半升）　杏仁（半升）　大黄（三两）

上八味，以水一斗，煮取三升，去滓，温服半升，日三。

先渴后呕，为水停心下，此属饮家，小半夏加茯苓汤主之。（方见上）

消渴小便不利淋病脉证并治第十三

（脉证九条、方六首）

厥阴之为病，消渴，气上冲心，心中疼热，饥而不欲食，食即吐蛔，下之不肯止。

寸口脉浮而迟，浮即为虚，迟即为劳；虚则卫气不足，劳则荣气竭。

趺阳脉浮而数，浮即为气，数即消谷而大坚，（一作"紧"）气盛则溲数，溲数即坚，坚数相搏，即为消渴。

男子消渴，小便反多，以饮一斗，小便一斗，肾气丸主之。

脉浮，小便不利，微热消渴者，宜利小便发汗，五苓散主之。

渴欲饮水，水入则吐者，名曰水逆，五苓散主之。

渴欲饮水不止者，文蛤散主之。

文蛤散方

文蛤（五两）

上一味，杵为散，以沸汤五合，和服方寸匕。

淋之为病，小便如粟状，小腹弦急，痛引脐中。

趺阳脉数，胃中有热，即消谷引食，大便必坚，小便即数。

淋家不可发汗，发汗则必便血。

小便不利者，有水气，其人若渴，栝蒌瞿麦丸主之。

栝蒌瞿麦丸方

栝蒌根（二两）　茯苓（三两）　薯蓣（三两）　附子（一枚，炮）　瞿麦（一两）

上五味，末之，炼蜜丸，梧子大，饮服三丸，日三服。不知，增至七八丸，以小便利、腹中温为知。

小便不利，蒲灰散主之，滑石白鱼散、茯苓戎盐汤并主之。

蒲灰散方

蒲灰（七分）　滑石（三分）
上二味，杵为散，饮服方寸匕，日三服。

滑石白鱼散方

滑石（二分）　乱发（二分，烧）　白鱼（二分）
上三味，杵为散，饮服方寸匕，日三服。

茯苓戎盐汤方

茯苓（半斤）　白术（二两）　戎盐（弹丸大一枚）
上三味（下有缺文）。
渴欲饮水，口干舌燥者，白虎加人参汤主之。（方见"中暍"中）
脉浮发热，渴欲饮水，小便不利者，猪苓汤主之。

猪苓汤方

猪苓（去皮）　茯苓　阿胶　滑石　泽泻（各一两）
上五味，以水四升，先煮四味，取二升，去滓，内胶，烊消，温服七合，日三服。

水气病脉证并治第十四

（论七首、脉证五条、方八首）

师曰：病有风水，有皮水，有正水，有石水，有黄汗。风水，其脉自

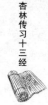

浮，外证骨节疼痛，恶风。皮水，其脉亦浮，外证胕肿，按之没指，不恶风，其腹如鼓，不渴，当发其汗。正水，其脉沉迟，外证自喘。石水，其脉自沉，外证腹满不喘。黄汗，其脉沉迟，身发热，胸满，四肢头面肿，久不愈，必致痈脓。

脉浮而洪，浮则为风，洪则为气。风气相搏，风强则为瘾疹，身体为痒，痒为泄风，久为痂癞；气强则为水，难以俯仰。风气相击，身体洪肿，汗出乃愈。恶风则虚，此为风水；不恶风者，小便通利，上焦有寒，其口多涎，此为黄汗。

寸口脉沉滑者，中有水气，面目肿大，有热，名曰风水。视人之目窠上微拥如蚕新卧起状，其颈脉动，时时咳，按其手足上，陷而不起者，风水。

太阳病，脉浮而紧，法当骨节疼痛，反不疼，身体反重而酸，其人不渴，汗出即愈，此为风水。恶寒者，此为极虚，发汗得之。渴而不恶寒者，此为皮水。身肿而冷，状如周痹，胸中窒，不能食，反聚痛，暮躁不得眠，此为黄汗，痛在骨节。咳而喘，不渴者，此为脾胀，其状如肿，发汗即愈。然诸病此者，渴而下利，小便数者，皆不可发汗。

里水者，一身面目黄肿，其脉沉，小便不利，故令病水。假如小便自利，此亡津液，故令渴也。越婢加术汤主之。

趺阳脉当伏，今反紧，本自有寒，疝瘕，腹中痛，医反下之，下之即胸满短气。

趺阳脉当伏，今反数，本自有热，消谷，小便数，今反不利，此欲作水。

寸口脉浮而迟，浮脉则热，迟脉则潜，热潜相搏，名曰沉；趺阳脉浮而数，浮脉即热，数脉即止，热止相搏，名曰伏；沉伏相搏，名曰水。沉则脉络虚，伏则小便难，虚难相搏，水走皮肤，即为水矣。

寸口脉弦而紧，弦则卫气不行，即恶寒，水不沾流，走于肠间。

少阴脉紧而沉，紧则为痛，沉则为水，小便即难。

脉得诸沉，当责有水，身体肿重，水病脉出者死。

夫水病人，目下有卧蚕，面目鲜泽，脉伏，其人消渴，病水腹大，小便不利，其脉沉绝者，有水，可下之。

问曰：病下利后，渴饮水，小便不利，腹满因肿者，何也？

答曰：此法当病水，若小便自利及汗出者，自当愈。

心水者，其身重而少气，不得卧，烦而躁，其人阴肿。

肝水者，其腹大，不能自转侧，胁下腹痛，时时津液微生，小便续通。

肺水者，其身肿，小便难，时时鸭溏。

脾水者，其腹大，四肢苦重，津液不生，但苦少气，小便难。

肾水者，其腹大，脐肿腰痛，不得溺，阴下湿如牛鼻上汗，其足逆冷，面反瘦。

师曰：诸有水者，腰以下肿，当利小便；腰以上肿，当发汗乃愈。

师曰：寸口脉沉而迟，沉则为水，迟则为寒，寒水相搏。趺阳脉伏，水谷不化，脾气衰则鹜溏，胃气衰则身肿。少阳脉卑，少阴脉细，男子则小便不利，妇人则经水不通，经为血，血不利则为水，名曰血分。

问曰：病者苦水，面目身体四肢皆肿，小便不利，脉之不言水，反言胸中痛，气上冲咽，状如炙肉，当微咳喘。审如师言，其脉何类？

师曰：寸口脉沉而紧，沉为水，紧为寒，沉紧相搏，结在关元，始时当微，年盛不觉。阳衰之后，营卫相干，阳损阴盛，结寒微动，肾气上冲，喉咽塞噎，胁下急痛。医以为留饮，而大下之，气击不去，其病不除；后重吐之，胃家虚烦，咽燥欲饮水，小便不利，水谷不化，面目手足浮肿；又以葶苈丸下水，当时如小差，食饮过度，肿复如前，胸胁苦痛，象若奔豚，其水扬溢，则浮咳喘逆。当先攻击冲气令止，乃治咳；咳止，其喘自差。先治新病，病当在后。

风水，脉浮身重，汗出恶风者，防己黄芪汤主之。腹痛者加芍药。

防己黄芪汤方

防己（一两）　黄芪（一两一分）　白术（三分）　甘草（半两，炙）

上锉，每服五钱匕，生姜四片，枣一枚，水盏半，煎取八分，去滓，温服，良久再服。

风水恶风，一身悉肿，脉浮不渴，续自汗出，无大热，越婢汤主之。

越婢汤方

麻黄（六两）　　石膏（半斤）　　生姜（三两）　　大枣（十五枚）　　甘草

（二两）

上五味，以水六升，先煮麻黄，去上沫，内诸药，煮取三升，分温三服。恶风者加附子一枚，炮。风水加术四两。（《古今录验》）

皮水为病，四肢肿，水气在皮肤中，四肢聂聂动者，防己茯苓汤主之。

防己茯苓汤方

防己（三两）　黄芪（三两）　桂枝（三两）　茯苓（六两）　甘草（二两）

上五味，以水六升，煮取二升，分温三服。

里水，越婢加术汤主之，甘草麻黄汤亦主之。

越婢加术汤方　　（方见上，于内加白术四两）

甘草麻黄汤方

甘草（二两）　麻黄（四两）

上二味，以水五升，先煮麻黄，去上沫，内甘草，煮取三升，温服一升，重覆，汗出；不汗，再服。慎风寒。

水之为病，其脉沉小属少阴；浮者为风；无水，虚胀者为气。水，发其汗即已。脉沉者宜麻黄附子汤；浮者宜杏子汤。

麻黄附子汤方

麻黄（三两）　甘草（二两）　附子（一枚，炮）

上三味，以水七升，先煮麻黄，去上沫，内诸药，煮取二升半，温服八分，日三服。

杏子汤方

（未见，恐是麻黄杏仁甘草石膏汤）

厥而皮水者，蒲灰散主之。（方见"消渴"中）

问曰：黄汗之为病，身体肿（一作"重"），发热汗出而渴，状如风水，汗沾衣，色正黄如蘖汁，脉自沉，何从得之？

师曰：以汗出入水中浴，水从汗孔入得之，宜芪芍桂酒汤主之。

黄芪芍桂苦酒汤方

黄芪（五两）　芍药（三两）　桂枝（三两）

上三味，以苦酒一升、水七升相和，煮取三升，温服一升，当心烦，服至六七日乃解。若心烦不止者，以苦酒阻故也。（一方用美酒醯代苦酒）

黄汗之病，两胫自冷；假令发热，此属历节。食已汗出，又身常暮盗汗出者，此劳气也；若汗出已，反发热者，久久其身必甲错；发热不止者，必生恶疮。若身重，汗出已辄轻者，久久必身𥆧，𥆧即胸中痛，又从腰以上必汗出，下无汗，腰髋弛痛，如有物在皮中状，剧者不能食，身疼重，烦躁，小便不利，此为黄汗，桂枝加黄芪汤主之。

桂枝加黄芪汤方

桂枝（三两）　芍药（三两）　甘草（二两）　生姜（三两）　大枣（十二枚）　黄芪（二两）

上六味，以水八升，煮取三升，温服一升，须臾饮热稀粥一升余，以助药力，温服取微汗；若不汗，更取。

师曰：寸口脉迟而涩，迟则为寒，涩为血不足。趺阳脉微而迟，微则为气，迟则为寒。寒气不足，则手足逆冷；手足逆冷，则营卫不利；营卫不利，则腹满肠鸣相逐，气转膀胱，荣卫俱劳。阳气不通即身冷，阴气不通即骨疼；阳前通则恶寒，阴前通则痹不仁；阴阳相得，其气乃行，大气一转，其气乃散，实则失气，虚则遗尿，名曰气分。

气分，心下坚，大如盘，边如旋杯，水饮所作，桂枝去芍药加麻辛附子汤主之。

桂姜草枣黄辛附子汤方

桂枝（三两）　生姜（三两）　甘草（二两）　大枣（十二枚）　麻黄（二两）　细辛（二两）　附子（一枚，炮）

上七味，以水七升，煮麻黄，去上沫，内诸药，煮取二升，分温三服，当汗出，如虫行皮中，即愈。

心下坚大如盘，边如旋盘，水饮所作，枳术汤主之。

枳术汤方

枳实（七枚）　白术（二两）

上二味，以水五升，煮取三升，分温三服，腹中软，即当散也。

附方：

《外台》防己黄芪汤

治风水，脉浮为在表，其人或头汗出，表无他病，病者但下重，从腰以上为和，腰以下当肿及阴，难以屈伸。（方见"风湿"中）

黄疸病脉证并治第十五

（论二首、脉证十四条、方七首）

寸口脉浮而缓，浮则为风，缓则为痹，痹非中风，四肢苦烦，脾色必黄，瘀热以行。

趺阳脉紧而数，数则为热，热则消谷，紧则为寒，食即为满。

尺脉浮为伤肾，趺阳脉紧为伤脾。风寒相搏，食谷即眩，谷气不消，胃中苦浊，浊气下流，小便不通，阴被其寒，热流膀胱，身体尽黄，名曰谷疸。

额上黑，微汗出，手足中热，薄暮即发，膀胱急，小便自利，名曰女劳疸。腹如水状，不治。

心中懊𢙁而热，不能食，时欲吐，名曰酒疸。

阳明病，脉迟者，食难用饱，饱则发烦头眩，小便必难，此欲作谷疸。虽下之，腹满如故，所以然者，脉迟故也。

夫病酒黄疸，必小便不利，其候心中热、足下热，是其证也。

酒黄疸者，或无热，靖言了了，腹满欲吐，鼻燥，其脉浮者先吐之，沉弦者先下之。

酒疸，心中热，欲呕者，吐之愈。

酒疸下之，久久为黑疸，目青面黑，心中如啖蒜齑状，大便正黑，皮肤爪之不仁，其脉浮弱，虽黑微黄，故知之。

师曰：病黄疸，发热烦喘，胸满口燥者，以病发时火劫其汗，两热所得。然黄家所得，从湿得之。一身尽发热而黄，肚热，热在里，当下之。

脉沉，渴欲饮水，小便不利者，皆发黄。

腹满，舌痿黄，燥不得睡，属黄家。（"舌痿"疑作"身痿"）

黄疸之病，当以十八日为期，治之十日以上瘥，反剧为难治。

疸而渴者，其疸难治；疸而不渴者，其疸可治。发于阴部，其人必呕；阳部，其人振寒而发热也。

谷疸之为病，寒热不食，食即头眩，心胸不安，久久发黄，为谷疸，茵陈蒿汤主之。

茵陈蒿汤方

茵陈蒿（六两）　栀子（十四枚）　大黄（二两）

上三味，以水一斗，先煮茵陈，减六升，内二味，煮取三升，去滓，分温三服。小便当利，尿如皂角汁状，色正赤，一宿腹减，黄从小便去也。

黄家，日晡所发热，而反恶寒，此为女劳得之。膀胱急，少腹满，身尽黄，额上黑，足下热，因作黑疸。其腹胀如水状，大便必黑，时溏，此女劳之病，非水也，腹满者难治。硝石矾石散主之。

硝石矾石散方

硝石　矾石（烧，等分）

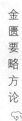

上二味，为散，以大麦粥汁和服方寸匕，日三服。病随大小便去，小便正黄，大便正黑，是候也。

酒黄疸，心中懊憹或热痛，栀子大黄汤主之。

栀子大黄汤方

栀子（十四枚）　大黄（一两）　枳实（五枚）　豉（一升）

上四味，以水六升，煮取二升，分温三服。

诸病黄家，但利其小便；假令脉浮，当以汗解之，宜桂枝加黄芪汤主之。

诸黄，猪膏发煎主之。

猪膏发煎方

猪膏（半斤）　乱发（如鸡子大，三枚）

上二味，和膏中煎之，发消药成，分再服，病从小便出。

黄疸病，茵陈五苓散主之。（一本云：茵陈蒿汤及五苓散并主之。）

茵陈五苓散方

茵陈蒿末（十分）　五苓散（五分。方见"痰饮"中）

上二物和，先食饮方寸匕，日三服。

黄疸腹满，小便不利而赤，自汗出，此为表和里实，当下之，宜大黄硝石汤。

大黄硝石汤方

大黄　黄柏　硝石（各四两）　栀子（十五枚）

上四味，以水六升，煮取二升，去滓，内硝，更煮，取一升，顿服。

黄疸病，小便色不变，欲自利，腹满而喘，不可除热，热除必哕，哕者，小半夏汤主之。（方见"痰饮"中）

诸黄，腹痛而呕者，宜柴胡杨。（必小柴胡汤，方见"呕吐"中）

男子黄，小便自利，当与虚劳小建中汤。（方见"虚劳"中）

附方：

瓜蒂汤

治诸黄。（方见"暍病"中）

《千金》麻黄醇酒汤

治黄疸。

麻黄（三两）

上一味，以美清酒五升，煮取二升半，顿服尽。冬月用酒，春月用水煮之。

惊悸吐衄下血胸满瘀血病脉证治第十六

（脉证十二条、方五首）

寸口脉动而弱，动即为惊，弱则为悸。

师曰：夫脉浮，目睛晕黄，衄未止；晕黄去，目睛慧了，知衄今止。

又曰：从春至夏，衄者太阳；从秋至冬，衄者阳明。

衄家不可汗，汗出必额上陷，脉紧急，直视不能眴，不得眠。

病人面无血色，无寒热，脉沉弦者，衄；浮弱，手按之绝者，下血；烦咳者，必吐血。

夫吐血，咳逆上气，其脉数而有热，不得卧者，死。

夫酒客咳者，必致吐血，此因极饮过度所致也。

寸口脉弦而大，弦则为减，大则为芤，减则为寒，芤则为虚，寒虚相击，此名曰革，妇人则半产漏下，男子则亡血。亡血，不可发其表，汗出则寒栗而振。

病人胸满，唇痿舌青，口燥，但欲漱水不欲咽，无寒热，脉微大来迟，腹不满，其人言"我满"，为有瘀血。

病者如热状，烦满，口干燥而渴，其脉反无热，此为阴伏，是瘀血也，当下之。

火邪者，桂枝去芍药加蜀漆牡蛎龙骨救逆汤主之。

桂枝救逆汤方

桂枝（三两，去皮）　甘草（二两，炙）　生姜（三两）　牡蛎（五两，熬）　龙骨（四两）　大枣（十二枚）　蜀漆（三两，洗去腥）

上为末，以水一斗二升，先煮蜀漆，减二升，内诸药，煮取三升，去滓，温服一升。

心下悸者，半夏麻黄丸主之。

半夏麻黄丸方

半夏　麻黄（等分）

上二味，末之，炼蜜和丸，小豆大，饮服三丸，日三服。

吐血不止者，柏叶汤主之。

柏叶汤方

柏叶　干姜（各三两）　艾（三把）

上三味，以水五升，取马通汁一升，合煮，取一升，分温再服。

下血，先便后血，此远血也，黄土汤主之。

黄土汤方

（亦主吐血、衄血）

甘草　干地黄　白术　附子（炮）　阿胶　黄芩（各三两）　灶中黄土（半斤）

上七味，以水八升，煮取三升，分温二服。

下血，先血后便，此近血也，赤小豆当归散主之。（方见"狐惑"中）

心气不足，吐血、衄血，泻心汤主之。

泻心汤方

（亦治霍乱）

大黄（二两）　黄连（一两）　黄芩（一两）

上三味，以水三升，煮取一升，顿服之。

呕吐哕下利病脉证治第十七

（论一首、脉证二十七条、方二十三首）

夫呕家有痈脓，不可治呕，脓尽自愈。

先呕却渴者，此为欲解；先渴却呕者，为水停心下，此属饮家；呕家本渴，今反不渴者，以心下有支饮故也，此属支饮。

问曰：病人脉数，数为热，当消谷引食，而反吐者，何也？

师曰：以发其汗，令阳微，膈气虚，脉乃数，数为客热，不能消谷，胃中虚冷故也。脉弦者虚也，胃气无余，朝食暮吐，变为胃反。寒在于上，医反下之，今脉反弦，故名曰虚。

寸口脉微而数，微则无气，无气则荣虚，荣虚则血不足，血不足则胸中冷。

趺阳脉浮而涩，浮则为虚，涩则伤脾，脾伤则不磨，朝食暮吐，暮食朝吐，宿谷不化，名曰胃反。脉紧而涩，其病难治。

病人欲吐者，不可下之。

哕而腹满，视其前后，知何部不利，利之即愈。

呕而胸满者，茱萸汤主之。

茱萸汤方

吴茱萸（一升）　人参（三两）　生姜（六两）　大枣（十二枚）

上四味，以水五升，煮取三升，温服七合，日三服。

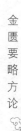

干呕，吐涎沫，头痛者，茱萸汤主之。

呕而肠鸣，心下痞者，半夏泻心汤主之。

半夏泻心汤方

半夏（半升，洗）　黄芩（三两）　干姜（三两）　人参（三两）　黄连（一两）　大枣（十二枚）　甘草（三两，炙）

上七味，以水一斗，煮取六升，去滓，再煮，取三升，温服一升，日三服。

干呕而利者，黄芩加半夏生姜汤主之。

黄芩加半夏生姜汤方

黄芩（三两）　甘草（二两，炙）　芍药（二两）　半夏（半升）　生姜（三两）　大枣（十二枚）

上六味，以水一斗，煮取三升，去滓，温服一升，日再夜一服。

诸呕吐，谷不得下者，小半夏汤主之。

呕吐而病在膈上，后思水者解，急与之。思水者，猪苓散主之。

猪苓散方

猪苓　茯苓　白术（各等分）

上三味，杵为散，饮服方寸匕，日三服。

呕而脉弱，小便复利，身有微热，见厥者难治，四逆汤主之。

四逆汤方

附子（一枚，生用）　干姜（一两半）　甘草（二两，炙）

上三味，以水三升，煮取一升二合，去滓，分温再服。强人可大附子一枚、干姜三两。

呕而发热者，小柴胡汤主之。

小柴胡汤方

柴胡（半斤）　黄芩（三两）　人参（三两）　甘草（三两）　半夏（半斤）　生姜（三两）　大枣（十二枚）

上七味，以水一斗二升，煮取六升，去滓再煎，取三升，温服一升，日三服。

胃反呕吐者，大半夏汤主之。（《千金》云：治胃反不受食，食入即吐。《外台》云：治呕心下痞硬者。）

大半夏汤方

半夏（二升，洗完用）　人参（三两）　白蜜（一升）

上三味，以水一斗二升，和蜜，扬之二百四十遍，煮取二升半，温服一升，余分再服。

食已即吐者，大黄甘草汤主之。（《外台》方又治吐水）

大黄甘草汤方

大黄（四两）　甘草（一两）

上二味，以水三升，煮取一升，分温再服。

胃反，吐而渴，欲饮水者，茯苓泽泻汤主之。

茯苓泽泻汤方 （《外台》云：治消渴脉绝，胃反吐食者，有小麦一升。）

茯苓（半斤）　泽泻（四两）　甘草（二两）　桂枝（二两）　白术（三两）　生姜（四两）

上六味，以水一斗，煮取三升，内泽泻，再煮，取二升半，温服八合，日三服。

吐后，渴欲得水而贪饮者，文蛤汤主之。兼主微风，脉紧，头痛。

金匮要略方论

文蛤汤方

文蛤（五两）　麻黄（三两）　甘草（三两）　生姜（三两）　石膏（五两）　杏仁（五十枚）　大枣（十二枚）

上七味，以水六升，煮取二升，温服一升，汗出即愈。

干呕，吐逆，吐涎沫，半夏干姜散主之。

半夏干姜散方

半夏　干姜（各等分）

上二味，杵为散，取方寸匕，浆水一升半，煎取七合，顿服之。

病人胸中似喘不喘，似呕不呕，似哕不哕，彻心中愦愦然无奈者，生姜半夏汤主之。

生姜半夏汤方

半夏（半升）　生姜汁（一升）

上二味，以水三升，煮半夏，取二升，内生姜汁，煮取一升半，小冷，分四服，日三夜一服。止，停后服。

干呕，哕，若手足厥者，橘皮汤主之。

橘皮汤方

橘皮（四两）　生姜（半斤）

上二味，以水七升，煮取三升，温服一升，下咽即愈。

哕逆者，橘皮竹茹汤主之。

橘皮竹茹汤方

橘皮（二升）　竹茹（二升）　大枣（三十枚）　生姜（半斤）　甘草（五两）　人参（一两）

上六味，以水一斗，煮取三升，温服一升，日三服。

夫六府气绝于外者，手足寒，上气，脚缩；五藏气绝于内者，利不禁，下甚者，手足不仁。

下利，脉沉弦者，下重；脉大者，为未止；脉微弱数者，为欲自止，虽发热不死。

下利，手足厥冷，无脉者，灸之不温，若脉不还，反微喘者，死。少阴负趺阳者，为顺也。

下利，有微热而渴，脉弱者，今自愈。

下利，脉数，有微热，汗出，今自愈；设脉紧，为未解。

下利，脉数而渴者，今自愈；设不差，必清脓血，以有热故也。

下利，脉反弦，发热身汗者，自愈。

下利气者，当利其小便。

下利，寸脉反浮数，尺中自涩者，必清脓血。

下利清谷，不可攻其表，汗出必胀满。

下利，脉沉而迟，其人面少赤，身有微热，下利清谷者，必郁冒，汗出而解。病人必微厥，所以然者，其面戴阳，下虚故也。

下利后脉绝，手足厥冷，晬时脉还，手足温者生，脉不还者死。

下利，腹胀满，身体疼痛者，先温其里，乃攻其表。温里宜四逆汤，攻表宜桂枝汤。

四逆汤方 （方见上）

桂枝汤方

桂枝（三两，去皮）　芍药（三两）　甘草（二两，炙）　生姜（三两）
大枣（十二枚）

上五味，㕮咀，以水七升，微火煮取三升，去滓，适寒温，服一升。服已，须臾啜稀粥一升，以助药力，温覆令一时许，遍身漐漐微似有汗者益佳，不可令如水淋漓。若一服汗出病差，停后服。

下利，三部脉皆平，按之心下坚者，急下之，宜大承气汤。

下利，脉迟而滑者，实也，利未欲止，急下之，宜大承气汤。

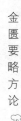

下利，脉反滑者，当有所去，下乃愈，宜大承气汤。

下利已差，至其年月日时复发者，以病不尽故也，当下之，宜大承气汤。

大承气汤方 （见"痉病"中）

下利，谵语者，有燥屎也，小承气汤主之。

小承气汤方

大黄（四两）　厚朴（二两，炙）　枳实（大者三枚，炙）

上三味，以水四升，煮取一升二合，去滓，分温二服，得利则止。

下利，便脓血者，桃花汤主之。

桃花汤方

赤石脂（一斤，一半锉，一半筛末）　干姜（一两）　粳米（一升）

上三味，以水七升，煮米令熟，去滓，温服七合，内赤石脂末方寸匕，日三服。若一服愈，余勿服。

热利下重者，白头翁汤主之。

白头翁汤方

白头翁（二两）　黄连（三两）　黄柏（三两）　秦皮（三两）

上四味，以水七升，煮取二升，去滓，温服一升。不愈，更服。

下利后，更烦，按之心下濡者，为虚烦也，栀子豉汤主之。

栀子豉汤方

栀子（十四枚）　香豉（四合，绵裹）

上二味，以水四升，先煮栀子，得二升半，内豉，煮取一升半，去滓，分二服，温进一服，得吐则止。

下利清谷，里寒外热，汗出而厥者，通脉四逆汤主之。

通脉四逆汤方

附子（大者一枚，生用）　干姜（三两，强人可四两）　甘草（二两，炙）

上三味，以水三升，煮取一斤二合，去滓，分温再服。

下利肺痈，紫参汤主之。

紫参汤方

紫参（半斤）　甘草（三两）

上二味，以水五升，先煮紫参，取二升，内甘草，煮取一升半，分温三服。（疑非仲景方）

气利，诃梨勒散主之。

诃梨勒散方

诃梨勒（十枚，煨）

上一味为散，粥饮和，顿服。（疑非仲景方）

附方：

《千金翼》小承气汤

治大便不通，哕，数谵语。

《外台》黄芩汤

治干呕下利。

黄芩（三两）　人参（三两）　干姜（三两）　桂枝（一两）　大枣（十二枚）　半夏（半升）

上六味，以水七升，煮取三升，温分三服。

疮痈肠痈浸淫病脉证并治第十八

（论一首、脉证三条、方五首）

诸浮数脉，应当发热，而反洒淅恶寒，若有痛处，当发其痈。

师曰：诸痈肿，欲知有脓、无脓，以手掩肿上，热者为有脓，不热者为无脓。

肠痈之为病，其身甲错，腹皮急，按之濡，如肿状，腹无积聚，身无热，脉数，此为腹内有痈脓，薏苡附子败酱散主之。

薏苡附子败酱散方

薏苡仁（十分） 附子（二分） 败酱（五分）

上三味，杵为末，取方寸匕，以水二升，煎减半，顿服，小便当下。

肠痈者，少腹肿痞，按之即痛如淋，小便自调，时时发热，自汗出，复恶寒。其脉迟紧者，脓未成，可下之，当有血；脉洪数者，脓已成，不可下也。大黄牡丹汤主之。

大黄牡丹汤方

大黄（四两） 牡丹（一两） 桃仁（五十个） 瓜子（半升） 芒硝（三合）

上五味，以水六升，煮取一升，去滓，内芒硝，再煎沸，顿服之，有脓当下；如无脓，当下血。

问曰：寸口脉浮微而涩，法当亡血，若汗出。设不汗者，云何？

答曰：若身有疮，被刀斧所伤，亡血故也。

病金疮，王不留行散主之。

王不留行散方

王不留行（十分，八月八日采）　蒴藋细叶（十分，七月七日采）　桑东南根白皮（十分，三月三日采）　甘草（十八分）　川椒（三分，除目及闭口者，汗）　黄芩（二分）　干姜（二分）　芍药　厚朴（各二分）

上九味，桑根皮以上三味烧灰存性，勿令灰过，各别杵筛，合治之，为散，服方寸匕。小疮即粉之，大疮但服之，产后亦可服。如风寒，桑东根勿取之。三物皆阴干百日。

排脓散方

枳实（十六枚）　芍药（六分）　桔梗（二分）

上三味，杵为散，取鸡子黄一枚，以药散与鸡黄相等，揉和令相得，饮和服之，日一服。

排脓汤方

甘草（二两）　桔梗（三两）　生姜（一两）　大枣（十枚）

上四味，以水三升，煮取一升，温服五合，日再服。

浸淫疮，从口流向四肢者，可治；从四肢流来入口者，不可治。

浸淫疮，黄连粉主之。

趺蹶手指臂肿转筋阴狐疝
蛔虫病脉证治第十九

（论一首、脉证一条、方四首）

师曰：病趺蹶，其人但能前，不能却，刺腨入二寸，此太阳经伤也。病人常以手指臂肿动，此人身体瞤瞤者，藜芦甘草汤主之。

藜芦甘草汤方　（未见）

转筋之为病，其人臂脚直，脉上下行，微弦，转筋入腹者，鸡屎白散主之。

鸡屎白散方

鸡屎白
上一味，为散，取方寸匕，以水六合，和，温服。
阴狐疝气者，偏有小大，时时上下，蜘蛛散主之。

蜘蛛散方

蜘蛛（十四枚，熬焦）　桂枝（半两）
上二味，为散，取八分一匕，饮和服，日再服。蜜丸亦可。
问曰：病腹痛有虫，其脉何以别之？
师曰：腹中痛，其脉当沉；若弦，反洪大，故有蛔虫。蛔虫之为病，令人吐涎，心痛发作有时，毒药不止，甘草粉蜜汤主之。

甘草粉蜜汤方

甘草（二两）　粉（一两）　蜜（四两）

上三味，以水三升，先煮甘草，取二升，去滓，内粉、蜜，搅令和，煎如薄粥，温服一升，差即止。

蛔厥者，当吐蛔，今病者静而复时烦，此为藏寒，蛔上入膈，故烦，须臾复止，得食而呕，又烦者，蛔闻食臭出，其人当自吐蛔。蛔厥者，乌梅丸主之。

乌梅丸方

乌梅（三百枚）　细辛（六两）　干姜（十两）　黄连（一斤）　当归（四两）　附子（六两，炮）　川椒（四两，去汗）　桂枝（六两）　人参（六两）　黄柏（六两）

上十味，异捣筛，合治之，以苦酒渍乌梅一宿，去核，蒸之五升米下，饭熟，捣成泥，和药令相得，内臼中，与蜜杵二千下，丸如梧子大，先食饮服十丸，日三服，稍加至二十丸。禁生冷滑臭等食。

卷 下

妇人妊娠病脉证并治第二十

（证三条、方八首）

师曰：妇人得平脉，阴脉小弱，其人渴，不能食，无寒热，名妊娠，桂枝汤主之。于法六十日当有此证，设有医治逆者，却一月，加吐下者，则绝之。

妇人宿有癥病，经断未及三月，而得漏下不止，胎动在脐上者，为癥痼害。

妊娠六月动者，前三月经水利时，胎也；下血者，后断三月衃也。所以血不止者，其癥不去故也。当下其癥，桂枝茯苓丸主之。

桂枝茯苓丸方

桂枝　茯苓　牡丹（去心）　桃仁（去皮、尖，熬）　芍药（各等分）

上五味，末之，炼蜜和丸，如兔屎大，每日食前服一丸。不知，加至三丸。

妇人怀娠六七月，脉弦，发热，其胎愈胀，腹痛恶寒者，少腹如扇，所以然者，子藏开故也，当以附子汤温其藏。

师曰：妇人有漏下者，有半产后因续下血都不绝者，有妊娠下血者。假令妊娠腹中痛，为胞阻，胶艾汤主之。

芎归胶艾汤方 （一方加干姜一两。胡洽治妇人胞动，无干姜。）

芎䓖（二两）　阿胶（二两）　甘草（二两）　艾叶（三两）　当归（三两）　芍药（四两）　干地黄

上七味，以水五升、清酒三升合煮，取三升，去滓，内胶，令消尽，温服一升，日三服。不差，更作。

妇人怀娠，腹中绞痛，当归芍药散主之。

当归芍药散方

当归（三两）　芍药（一斤）　茯苓（四两）　白术（四两）　泽泻（半斤）　芎䓖（半斤。一作"三两"）

上六味，杵为散，取方寸匕，酒和，日三服。

妊娠呕吐不止，干姜人参半夏丸主之。

干姜人参半夏丸方

干姜（一两）　人参（一两）　半夏（二两）

上三味，末之，以生姜汁糊为丸，如梧子大，饮服十丸，日三服。

妊娠小便难，饮食如故，当归贝母苦参丸主之。

当归贝母苦参丸方 （男子加滑石半两）

当归　贝母　苦参（各四两）

上三味，末之，炼蜜丸，如小豆大，饮服三丸，加至十丸。

妊娠有水气，身重，小便不利，洒淅恶寒，起即头眩，葵子茯苓散主之。

葵子茯苓散方

葵子（一斤）　茯苓（三两）

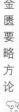

上二味，杵为散，饮服方寸匕，日三服，小便利则愈。

妇人妊娠，宜常服当归散主之。

当归散方

当归　黄芩　芍药　芎䓖（各一斤）　白术（半斤）

上五味，杵为散，酒饮服方寸匕，日再服。妊娠常服，即易产，胎无疾苦。产后百病，悉主之。

妊娠养胎，白术散主之。

白术散方 （见《外台》）

白术　芎䓖　蜀椒（三分，去汗）　牡蛎

上四味，杵为散，酒服一钱匕，日三服，夜一服。但苦痛，加芍药；心下毒痛，倍加芎䓖；心烦吐痛，不能食饮，加细辛一两、半夏大者二十枚。服之后，更以醋浆水服之。若呕，以醋浆水服之；复不解者，小麦汁服之；已后渴者，大麦粥服之。病虽愈，服之勿置。

妇人伤胎，怀身腹满，不得小便，从腰以下重，如有水气状，怀身七月，太阴当养不养，此心气实，当刺泻劳宫及关元。小便微利则愈。（见《玉函》）

妇人产后病脉证治第二十一

（论一首、证六条、方七首）

问曰：新产妇人有三病，一者病痉，二者病郁冒，三者大便难，何谓也？

师曰：新产血虚，多出汗，喜中风，故令病痉；亡血复汗，寒多，故令郁冒；亡津液，胃燥，故大便难。

产妇郁冒，其脉微弱，呕不能食，大便反坚，但头汗出，所以然者，血虚而厥，厥而必冒。冒家欲解，必大汗出。以血虚下厥，孤阳上出，故头汗出。所以产妇喜汗出者，亡阴血虚，阳气独盛，故当汗出，阴阳乃复。大便坚，呕不能食，小柴胡汤主之。

病解能食，七八日更发热者，此为胃实，大承气汤主之。

产后腹中疞痛，当归生姜羊肉汤主之；并治腹中寒疝，虚劳不足。

当归生姜羊肉汤方 （见"寒疝"中）

产后腹痛，烦满不得卧，枳实芍药散主之。

枳实芍药散方

枳实 （烧令黑，勿太过） 芍药 （等分）

上二味，杵为散，服方寸匕，日三服。并主痈脓，以麦粥下之。

师曰：产妇腹痛，法当以枳实芍药散；假令不愈者，此为腹中有干血著脐下，宜下瘀血汤主之，亦主经水不利。

下瘀血汤方

大黄 （二两） 桃仁 （二十枚） 䗪虫 （二十枚，熬，去足）

上三味，末之，炼蜜和为四九，以酒一升，煎一丸，取八合，顿服之，新血下如豚肝。

产后七八日，无太阳证，少腹坚痛，此恶露不尽，不大便，烦躁发热，切脉微实，再倍发热，日晡时烦躁者，不食，食则谵语，至夜即愈，宜大承气汤主之。热在里，结在膀胱也。（方见"痓病"中）

产后风，续之数十日不解，头微痛，恶寒，时时有热，心下闷，干呕，汗出，虽久，阳旦证续在耳，可与阳旦汤。（即桂枝汤，方见"下利"中）

产后，中风发热，面正赤，喘而头痛，竹叶汤主之。

竹叶汤方

竹叶 （一把） 葛根 （三两） 防风 桔梗 桂枝 人参 甘草 （各一

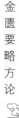

两）　附子（一枚，炮）　大枣（十五枚）　生姜（五两）

上十味，以水一斗，煮取二升半，分温三服，温覆使汗出。颈项强，用大附子一枚，破之如豆大，煎药扬去沫；呕者，加半夏半升，洗。

妇人乳中虚，烦乱呕逆，安中益气，竹皮大丸主之。

竹皮大丸方

生竹茹（二分）　石膏（二分）　桂枝（一分）　甘草（七分）　白薇（一分）

上五味，末之，枣肉和丸，弹子大，以饮服一丸，日三夜二服。有热者，倍白薇；烦喘者，加柏实一分。

产后下利虚极，白头翁加甘草阿胶汤主之。

白头翁加甘草阿胶汤方

白头翁　甘草　阿胶（各二两）　秦皮　黄连　柏皮（各三两）
上六味，以水七升，煮取二升半，内胶，令消尽，分温三服。
附方：
《千金》三物黄芩汤
治妇人在草蓐，自发露得风。四肢苦烦热，头痛者，与小柴胡汤；头不痛，但烦者，此汤主之。

黄芩（一两）　苦参（二两）　干地黄（四两）
上三味，以水八升，煮取二升，温服一升，多吐下虫。

《千金》内补当归建中汤

治妇人产后，虚羸不足，腹中刺痛不止，吸吸少气；或苦少腹中急，摩痛引腰背，不能食饮。产后一月，日得服四五剂为善，令人强壮宜。

当归（四两）　桂枝（三两）　芍药（六两）　生姜（三两）　甘草（二两）　大枣（十二枚）

上六味，以水一斗，煮取三升，分温三服，一日令尽。若大虚，加饴糖六两，汤成内之，于火上暖令饴消。若去血过多，崩伤内衄不止，加地黄六两、阿胶二两，合八味，汤成，内阿胶。若无当归，以芎劳代之。若无生姜，以干姜代之。

妇人杂病脉证并治第二十二

（论一首、脉证合十四条、方十六首）

妇人中风七八日，往来寒热，发作有时，经水适断，此为热入血室，其血必结，故使如疟状，发作有时，小柴胡汤主之。

妇人伤寒发热，经水适来，昼日明了，暮则谵语，如见鬼状者，此为热入血室，治之无犯胃气及上二焦，必自愈。

妇人中风，发热恶寒，经水适来，得七八日，热除脉迟，身凉和，胸胁满，如结胸状，谵语者，此为热入血室也，当刺期门，随其实而取之。

阳明病，下血谵语者，此为热入血室，但头汗出，当刺期门，随其实而泻之，濈然汗出者愈。

妇人咽中如有炙脔，半夏厚朴汤主之。

半夏厚朴汤方

（《千金》作"胸满，心下坚，咽中帖帖如有炙肉，吐之不出，吞之不下"）

半夏（一升）　厚朴（三两）　茯苓（四两）　生姜（五两）　干苏叶（二两）

上五味，以水七升，煮取四升，分温四服，日三夜一服。

妇人藏躁，喜悲伤欲哭，象如神灵所作，数欠伸，甘麦大枣汤主之。

甘草小麦大枣汤方

甘草（三两）　小麦（一斤）　大枣（十枚）

上三味，以水六升，煮取三升，温分三服。亦补脾气。

妇人吐涎沫，医反下之，心下即痞，当先治其吐涎沫，小青龙汤主

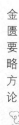

之；涎沫止，乃治痞，泻心汤主之。

小青龙汤方 （见"肺痈"中）

泻心汤方 （见"惊悸"中）

妇人之病，因虚、积冷、结气，为诸经水断绝，至有历年，血寒积结胞门。寒伤经络，凝坚在上，呕吐涎唾，久成肺痈，形体损分；在中盘结，绕脐寒疝，或两胁疼痛，与藏相连；或结热中，痛在关元，脉数无疮，肌若鱼鳞，时著男子，非止女身；在下未多，经候不匀，冷阴掣痛，少腹恶寒，或引腰脊，下根气街，气冲急痛，膝胫疼烦，奄忽眩冒，状如厥癫，或有忧惨，悲伤多嗔。此皆带下，非有鬼神。久则赢瘦，脉虚多寒，三十六病，千变万端，审脉阴阳，虚实紧弦，行其针药，治危得安。其虽同病，脉各异源，子当辨记，勿谓不然。

问曰：妇人年五十所，病下利数十日不止，暮即发热，少腹里急，腹满，手掌烦热，唇口干燥，何也？

师曰：此病属带下。何以故？曾经半产，瘀血在少腹不去。何以知之？其证，唇口干燥，故知之。当以温经汤主之。

温经汤方

吴茱萸（三两）　当归（二两）　芎䓖（二两）　芍药（二两）　人参（二两）　桂枝（二两）　阿胶（二两）　生姜（二两）　牡丹皮（二两，去心）　甘草（二两）　半夏（半斤）　麦门冬（一升，去心）

上十二味，以水一斗，煮取三升，分温三服。亦主妇人少腹寒，久不受胎；兼取崩中去血，或月水来过多，及至期不来。

带下经水不利，少腹满痛，经一月再见者，土瓜根散主之。

土瓜根散方

（阴癫肿亦主之）

土瓜根　芍药　桂枝　䗪虫（各三两）

上四味，杵为散，酒服方寸匕，日三服。

寸口脉弦而大，弦则为减，大则为芤，减则为寒，芤则为虚，寒虚相搏，此名曰革，妇人则半产漏下，旋覆花汤主之。

旋覆花汤方

旋覆花（三两）　葱（十四茎）　新绛（少许）

上三味，以水三升，煮取一升，顿服之。

妇人陷经漏下黑不解，胶姜汤主之。（臣亿等校诸本无胶姜汤方，想是前"妊娠"中胶艾汤）

妇人少腹满如敦状，小便微难而不渴，生后者，此为水与血俱结在血室也，大黄甘遂汤主之。

大黄甘遂汤方

大黄（四两）　甘遂（二两）　阿胶（二两）

上三味，以水三升，煮取一升，顿服之，其血当下。

妇人经水不利下，抵当汤主之。（亦治男子膀胱满急，有瘀血者）

抵当汤方

水蛭（三十个，熬）　虻虫（三十个，熬、去翅、足）　桃仁（二十个，去皮、尖）　大黄（三两，酒浸）

上四味，为末，以水五升，煮取三升，去滓，温服一升。

妇人经水闭不利，藏坚癖不止，中有干血，下白物，矾石丸主之。

矾石丸方

矾石（三分，烧）　杏仁（一分）

上二味，末之，炼蜜和丸，枣核大，内藏中，剧者再内之。

妇人六十二种风，及腹中血气刺痛，红蓝花酒主之。

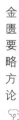

红蓝花酒方 （疑非仲景方）

红蓝花（一两）

上一味，以酒一大升，煎减半，顿服一半。未止，再取。

妇人腹中诸疾痛，当归芍药散主之。

当归芍药散方 （见前"妊娠"中）

妇人腹中痛，小建中汤主之。

小建中汤 （见前"虚劳"中）

问曰：妇人病，饮食如故，烦热不得卧，而反倚息者，何也？

师曰：此名转胞，不得溺也。以胞系了戾，故致此病，但利小便则愈，宜肾气丸主之。

肾气丸方

干地黄（八两）　薯蓣（四两）　山茱萸（四两）　泽泻（三两）　茯苓（三两）　牡丹皮（三两）　桂枝（一两）　附子（炮，一两）

上八味末之，炼蜜和丸，梧子大，酒下十五丸，加至二十五丸，日再服。

蛇床子散方

温阴中坐药。

蛇床子仁

上一味，末之，以白粉少许，和令相得，如枣大，绵裹内之，自然温。

少阴脉滑而数者，阴中即生疮。阴中蚀疮烂者，狼牙汤洗之。

狼牙汤方

狼牙（三两）

上一味，以水四升，煮取半升，以绵缠筋如茧，浸汤，沥阴中，日四遍。

胃气下泄，阴吹而正喧，此谷气之实也，膏发煎导之。

膏发煎方 （见"黄疸"中）

小儿疳虫蚀齿方 （疑非仲景方）

雄黄　葶苈

上二味，末之，取腊日猪脂，熔，以槐枝绵裹头四五枚，点药烙之。

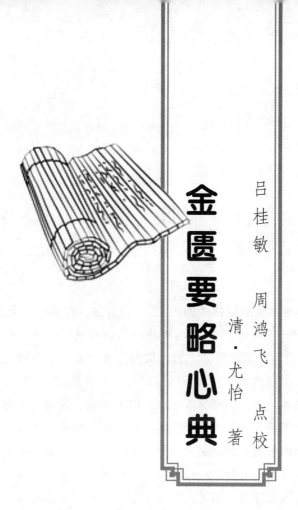

吕桂敏　周鸿飞　点校

清·尤怡　著

金匮要略心典

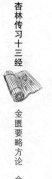
徐　叙

　　今之称医宗者，则曰"四大家"，首仲景，次河间，次东垣，次丹溪，且曰"仲景专于伤寒"，自有明以来，莫有易其言者也。然窃尝考神农著《本草》以后，神圣辈出，立君臣佐使之制，分大小奇偶之宜，于是不称药而称方，如《内经》中所载半夏秫米等数方是已。迨商而有伊尹汤液之说，大抵汤剂之法，至商而盛，非自伊尹始也。若扁、仓诸公，皆长于禁方，而其书又不克传。惟仲景，则独祖经方，而集其大成，远接轩皇，近兼众氏，当时著书垂教，必非一种。其存者有《金匮要略》及《伤寒论》两书，当宋以前，本合为一；自林亿等校刊，遂分为两焉。夫伤寒乃诸病之一病耳。仲景独著一书者，因伤寒变证多端，误治者众，故尤加意，其自叙可见矣。且《伤寒论》中一百十三方，皆自杂病方中检入，而伤寒之方又无不可以治杂病，仲景书具在，燎如也。若三家之书，虽各有发明，其去仲景相悬，不可以道里计。四家并称，已属不伦，况云仲景专于伤寒乎？呜呼，是尚得为读仲景之书者乎？

　　《金匮要略》，正仲景治杂病之方书也。其方亦不必尽出仲景，乃历圣相传之经方也，仲景则汇集成书，而以己意出入焉耳。何以明之？如首卷栝蒌桂枝汤，乃桂枝加栝蒌也，然不曰"桂枝加栝蒌汤"，而曰"栝蒌桂枝汤"，则知古方本有此名也。六卷桂枝加龙骨牡蛎汤，即桂枝加龙骨、牡蛎也，乃不别名何汤，而曰"桂枝加龙骨牡蛎汤"，则知桂枝汤为古方，而龙骨、牡蛎则仲景所加者也。如此类者，不可胜举。因知古圣治病方法，其可考者，惟此两书，真所谓经方之祖，可与《灵》《素》并垂者。苟有心于斯道，可舍此不讲乎？

　　说者又曰：古方不可以治今病，执仲景之方，以治今之病，鲜效而多害。此则尤足叹者。仲景之方，犹百钧之弩也，如其中的，一举贯革；如不中的，弓劲矢疾，去的弥远。乃射者不恨己之不能审的，而恨弓强之不可以命中，不亦异乎？其有审病虽是，药稍加减，又不验者，则古今之本草殊也。详本草，惟神农《本经》为得药之正性，古方用药，悉本于是；晋唐以后，诸人各以私意加入；至张洁古辈出，而影响依附，互相辩驳，反失本草之正传。后人遵用不易，所以每投辄拒，"古方不可以治今病"，遂为信然。嗟乎，天地犹此天地，人物犹此人物，若人气薄，则物性亦薄，岂有人今而药独古也？

　　故欲用仲景之方者，必先学古穷经，辨症知药，而后可以从事。尤君在泾，博雅之士也，自少即喜学此艺，凡有施治，悉本仲景，辄得奇中。居恒叹古学之益衰，知斯理之将坠，因取《金匮要略》，发挥正义，朝勤夕思，穷微极本，凡十易寒暑而后成。其间条理通达，指归明显，辞不必烦而意已尽，语不必深而旨已传。虽此书之奥妙不可穷际，而由此以进，虽入仲景之室，无难也。

　　尤君与余有同好，嘱为叙。余读尤君之书，而重有感也。故举平日所尝论说者识于端，尤君所以注此书之意，亦谓是乎。

　　　　　　　　　　　　　雍正十年壬子阳月，松陵徐大椿叙

自　序

　　《金匮要略》者，汉·张仲景所著，为医方之祖，而治杂病之宗也。其方约而多验，其文简而难通。唐、宋以来，注释阙如；明兴之后，始有起而论之者，迄于今，乃不下数十家，莫不精求深讨，用以发蒙而解惑。然而性高明者，泛骛远引，以曲逞其说，而其失则为浮；守矩矱者，寻行数墨，而畏尽其辞，而其失则为隘。是隘与浮者，虽所趣不同，而其失则一也。

　　余读仲景书者，数矣。心有所得，辄笔诸简端，以为他日考验学问之地，非敢举以注是书也。日月既深，十已得其七八，而未克遂竟其绪。丙午秋日，抱病斋居，勉谢人事，因取《金匮》旧本，重加寻绎，其未经笔记者补之，其记而未尽善者复改之，覃精研思，务求当于古人之心而后已；而其间深文奥义，有通之而无可通者，则阙之；其系传写之误者，则拟正之；其或类后人续入者，则删汰之。断自脏腑经络之下，终于妇人杂病，凡二十有二篇，厘为上中下三卷，仍宋·林亿之旧也。集既成，颜曰《心典》，谓以吾心求古人之心，而得其典要云尔。

　　虽然，刘氏扰龙，宋人刻楮，力尽心劂，要归罔用。余之是注，安知其不仍失之浮，即失之隘也耶？世有哲人，箴予阙失而赐之教焉，则予之幸也。

　　　　雍正己酉春日，饮鹤山人尤怡题于北郭之树下小轩

卷 上

脏腑经络先后病脉证第一

问曰：上工治未病，何也？

师曰：夫治未病者，见肝之病，知肝传脾，当先实脾，四季脾王不受邪，即勿补之。中工不晓相传，见肝之病，不解实脾，惟治肝也。夫肝之病，补用酸，助用焦苦，益用甘味之药调之。酸入肝，焦苦入心，甘入脾。脾能伤肾，肾气微弱则水不行，水不行则心火气盛，则伤肺，肺被伤则金气不行，金气不行则肝气盛，则肝自愈。此治肝补脾之要妙也。肝虚则用此法，实则不在用之，经曰"虚虚实实，补不足，损有余"，是其义也。余脏准此。

按：《素问》云：邪气之客于身也，以胜相加。肝应木而胜脾土，以是知肝病当传脾也。实脾者，助令气王，使不受邪，所谓治未病也。设不知而徒治其肝，则肝病未已，脾病复起，岂上工之事哉？肝之病，补用酸者，肝不足则益之以其本味也。与《内经》"以辛补之"之说不同。然肝以阴脏而含生气，以辛补者，所以助其用；补用酸者，所以益其体。言虽异，而理各当也。助用苦焦者，《千金》所谓心王则气感于肝也。益用甘味之药调之者，越人所谓损其肝者缓其中也。

"酸入肝"以下十五句，疑非仲景原文，类后人谬添注脚，编书者误收之也。盖仲景治肝补脾之要，在脾实而不受肝邪，非"补脾以伤肾，纵火以刑金"之谓；果尔，则是所全者少，而所伤者反多也。且脾得补而肺将自旺，肾受伤必虚及其子，何制金强木之有哉？

细按语意，"见肝之病"以下九句，是答上工治未病之辞。"补用酸"三句，乃别出肝虚正治之法，观下文云"肝虚则用此法，实则不在用之"，可以见矣。盖脏病惟虚者受之，而实者不受；脏邪惟实则能传，而虚则不

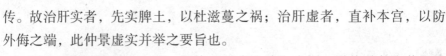
传。故治肝实者，先实脾土，以杜滋蔓之祸；治肝虚者，直补本宫，以防外侮之端，此仲景虚实并举之要旨也。

后人不察肝病缓中之理，谬执"甘先入脾"之语，遂略酸与焦苦，而独于甘味曲穷其说，以为是即治肝补脾之要妙。昔贤云"诐言辞知其所蔽"，此之谓耶？

夫人禀五常，因风气而生长。风气虽能生万物，亦能害万物。如水能浮舟，亦能覆舟。若五脏元真通畅，人即安和；客气邪风，中人多死。千般疢难，不越三条：一者，经络受邪，入脏腑，为内所因也；二者，四肢九窍，血脉相传，壅塞不通，为外皮肤所中也；三者，房室、金刃、虫兽所伤。以此详之，病由都尽。若人能养慎，不令邪风干忤经络；适中经络，未流传腑脏，即医治之；四肢才觉重滞，即导引吐纳，针灸膏摩，勿令九窍闭塞；更能无犯王法、禽兽、灾伤，房室勿令竭乏，服食节其冷热、苦酸、辛甘，不遗形体有衰，病则无由入其腠理。腠者，是三焦通会元真之处；理者，是皮肤脏腑之纹理也。

人禀阴阳五行之常，而其生其长，则实由风与气。盖非八风，则无以动荡而协和；非六气，则无以变易而长养。然有正气，即有客气；有和风，即有邪风。其生物、害物，并出一机。如浮舟覆舟，总为一水。故得其和则为正气，失其和即为客气；得其正则为和风，失其正即为邪风。其生物有力，则其害物亦有力，所以中人多死。然风有轻重，病有浅深，约而言之，不越三条：一者，邪从经络入脏腑而深，为内所因；二者，邪在四肢九窍皮肤，沿流血脉而浅，为外所因；三者，病从王法、房室、金刃、虫兽而生，为不内外因，所谓病之由也。人于此慎养，不令邪风异气干忤经络，则无病；适入经络，未入脏腑，可汗吐或和解而愈，所谓医治之也。此应前内因一段。若风气外侵四肢，将及九窍，即吐纳导引以行其气，针灸膏摩以逐其邪，则重滞通快，而闭塞无由。此应前外因一段。更能不犯王法、禽兽，则形体不伤；又虽有房室，而不令竭乏，则精神不敝。此应前房室一段。腠理云者，谓凡病纠缠于身，不止经络血脉，势必充溢腠理，故必慎之，使无由入。腠者，三焦与骨节相贯之处，此神气所往来，故曰元真通会。理者，合皮肤、脏腑内外皆有其理，细而不紊，故曰纹理。仲景此论，以风气中人为主，故以经络入脏腑者，为深为内；自皮肤流血脉者，为浅为外；若房室、金刃、虫兽所伤，则非客气邪风中人之比，与经络脏腑无相干涉者，为不内外因也。（节徐氏）

按：陈无择《三因方》，以六淫邪气所触为外因，五脏情志所感为内因，饮食房室跌扑金刃所伤为不内外因。盖仲景之论，以客气邪风为主，故不从内伤外感为内外，而以经络脏腑为内外，如徐氏所云是也。无择合天人表里立论，故以病从外来者为外因，从内生者为内因，其不从邪气情志所生者为不内外因，亦最明晰，虽与仲景并传可也。

问曰：病人有气色见于面部，愿闻其说。

师曰：鼻头色青，腹中痛，苦冷者，死。鼻头色微黑者，有水气；色黄者，胸上有寒；色白者，亡血也。设微赤非时者，死。其目正圆者，痉，不治。又，色青为痛，色黑为劳，色赤为风，色黄者便难，色鲜明者有留饮。

此气色之辨，所谓望而知之者也。鼻头，脾之部。青，肝之色。腹中痛者，土受木贼也。冷则阳亡，而寒水助邪，故死。肾者，主水。黑，水之色。脾负而肾气胜之，故有水气。色黄者，面黄也，其病在脾。脾病则生饮，故胸上有寒。寒，寒饮也。色白，亦面白也。亡血者，不华于色，故白。血亡则阳不可更越，设微赤而非火令之时，其为虚阳上泛无疑，故死。目正圆者，阴之绝也。痉为风强病，阴绝阳强，故不治。痛则血凝泣而不流，故色青。劳则伤肾，故色黑。经云：肾虚者，面如漆柴也。风为阳邪，故色赤。脾病则不运，故便难。色鲜明者，有留饮。经云：水病，人目下有卧蚕，面目鲜泽也。

师曰：病人语声寂寂然喜惊呼者，骨节间病；语声喑喑然不彻者，心膈间病；语声啾啾然细而长者，头中病。

语声寂寂然喜惊呼者，病在肾肝，为筋髓寒而痛时作也。喑喑然不彻者，病在心肺，则气道塞而音不彰也。啾啾然细而长者，痛在头中，则声不敢扬，而胸膈气道自如，故虽细而仍长也。此音声之辨，闻而知之者也。然殊未备，学人一隅三反可矣。

师曰：息摇肩者，心中坚；息引胸中上气者，咳；息张口短气者，肺痿吐沫。

心中坚者，气实而出入阻，故息则摇肩。咳者，气逆而肺失降，则息引胸中上气。肺痿吐沫者，气伤而布息难，则张口短气。此因病而害于气者也。

师曰：吸而微数，其病在中焦实也，当下之则愈，虚者不治。在上焦者其吸促，在下焦者其吸远，此皆难治。呼吸动摇振振者，不治。

息兼呼吸而言，吸则专言入气也。中焦实，则气之入者不得下行，故吸微数，数犹促也。下之，则实去气通而愈。若不系实而系虚，则为无根失守之气，顷将自散，故曰不治。或云"中焦实而元气虚者，既不任受攻下，而又不能自和，故不治"，亦通。其实在上焦者，气不得入而辄还，则吸促，促犹短也。实在下焦者，气欲归而不骤及，则吸远，远犹长也。上下二病，并关脏气，非若中焦之实可从下而去者，故曰难治。呼吸动摇振振者，气盛而形衰，不能居矣，故亦不治。

师曰：寸口脉动者，因其王时而动。假令肝王色青，四时各随其色。肝色青而反色白，非其时，色脉皆当病。

王时，时至而气王，脉乘之而动，而色亦应之。如肝王于春，脉弦而色青，此其常也。推之四时，无不皆然。若色当青而反白，为非其时而有其色，不特肝病，肺亦当病矣，犯其王气故也，故曰"色脉皆当病"。

问曰：有未至而至，有至而不至，有至而不去，有至而太过，何谓也？

师曰：冬至之后甲子夜半，少阳起；少阳之时，阳始生，天得温和。以未得甲子，天因温和，此为未至而至也。以得甲子，而天未温和，为至而不至也。以得甲子，而天大寒不解，此为至而不去也。以得甲子，而天温如盛夏五六月时，此为至而太过也。

上之"至"谓时至，下之"至"谓气至，盖时有常数而不移，气无定刻而或迁也。冬至之后甲子，谓冬至后六十日也。盖古造历者，以十一月甲子朔夜半冬至为历元，依此推之，则冬至后六十日，当复得甲子；而气盈朔虚，每岁递迁，于是至日不必皆值甲子，当以冬至后六十日花甲一周，正当雨水之候为正。雨水者，冰雪解散而为雨水，天气温和之始也。云少阳起者，阳方起而出地；阳始生者，阳始盛而生物，非冬至一阳初生之谓也。窃尝论之矣。夏至一阴生，而后有小暑、大暑；冬至一阳生，而后有小寒、大寒，非阴生而反热，阳生而反寒也。天地之道，否不极则不泰；阴阳之气，剥不极则不复。夏至六阴尽于地上，而后一阴生于地下，是阴生之时，正阳极之时也；冬至六阳尽于地上，而后一阳生于地下，是阳生之时，正阴极之时也。阳极而大热，阴极而大寒，自然之道也。则所谓阳始生，天得温和者，其不得与冬至阳生同论也，审矣。至未得甲子而天已温，或已得甲子而天反未温，及已得甲子而天大寒不解，或如盛夏五六月时，则气之有盈有缩，为候之或后或先，而人在气交之中者，往往因之而病，惟至人为能与时消息而无忤耳。

师曰：病人脉浮者在前，其病在表；浮者在后，其病在里，腰痛背强不能行，必短气而极也。

前谓关前，后谓关后；关前为阳，关后为阴。关前脉浮者，以阳居阳，故病在表；关后脉浮者，以阳居阴，故病在里。然虽在里，而系阳脉，则为表之里，而非里之里，故其病不在肠胃，而在腰背膝胫。而及其至，则必短气而极。所以然者，形伤不去，穷必及气；表病不除，久必归里也。

问曰：经云"厥阳独行"，何谓也？

师曰：此为有阳无阴，故称厥阳。

厥阳独行者，孤阳之气，厥而上行，阳失阴则越，犹夫无妻则荡也。《千金方》云：阴脉且解，血散不通；正阳遂厥，阴不往从。此即厥阳独行之旨欤。

问曰：寸脉沉大而滑，沉则为实，滑则为气，实气相搏，血气入脏即死，入腑即愈。此为卒厥，何谓也？

师曰：唇口青，身冷，为入脏，即死；如身和，汗自出，为入腑，即愈。

实谓血实，气谓气实，实气相搏者，血与气并而俱实也。五脏者，藏而不泻，血气入之，卒不得还，神去机息，则唇青身冷而死；六腑者，传而不藏，血气入之，乍满乍泻，气还血行，则身和汗出而愈。经云"血之与气，并走于上，则为大厥，厥则暴死，气复反则生，不返则死"是也。

问曰：脉脱，入脏即死，入腑即愈，何谓也？

师曰：非为一病，百病皆然。譬如浸淫疮，从口起流向四肢者可治，从四肢流来入口者不可治。病在外者可治，入里者即死。

脉脱者，邪气乍加，正气被遏，经隧不通，脉绝似脱，非真脱也，盖即暴厥之属。经曰"趺阳脉不出，脾不上下，身冷肤硬"，又曰"少阴脉不至，肾气微，少精血，为尸厥"，即脉脱之谓也。厥病入脏者，深而难出，气竭不复则死；入腑者，浅而易通，气行脉出，即愈。浸淫疮，疮之浸淫不已，《外台》所谓"转广有汁，流绕周身"者也。从口流向四肢者，病自内而之外，故可治；从四肢流来入口者，病自外而之里，故不可治。李玮西云："病在外"二句，概指诸病而言，即上文"百病皆然"之意。入里者死，如痹气入腹，脚气冲心之类。

问曰：阳病十八，何谓也？

师曰：头痛，项、腰、脊、臂、脚掣痛。

阴病十八，何谓也？

师曰：咳、上气、喘、哕、咽、肠鸣、胀满、心痛、拘急，五脏病各有十八，合为九十病；人又有六微，微有十八病，合为一百八病。五劳、七伤、六极，妇人三十六病，不在其中。清邪居上，浊邪居下，大邪中表，小邪中里。谷饪之邪，从口入者，宿食也。五邪中人，各有法度：风中于前，寒中于暮，湿伤于下，雾伤于上；风令脉浮，寒令脉急，雾伤皮腠，湿流关节，食伤脾胃；极寒伤经，极热伤络。

头、项、腰、脊、臂、脚六者，病兼上下，而通谓之阳者，以其在躯壳之外也；咳、上气、喘、哕、咽、肠鸣、胀满、心痛、拘急九者，病兼脏腑，而通谓之阴者，以其在躯壳之里也。在外者，有营病、卫病、营卫交病之殊，是一病而有三也。三而六之，合则为十八，故曰阳病十八也。在里者，有或虚或实之异，是一病而有二也。九而二之，合则为十八，故曰阴病十八也。五脏病各有十八，六微病又各有十八，则皆六淫邪气所生者也。盖邪气之中人者，有风、寒、暑、湿、燥、火之六种；而脏腑之受邪者，又各有气分、血分、气血并受之三端，六而三之，则为十八病。以十八之数推之，则五脏合得九十病；六微合得一百八病。至于五劳、七伤、六极，则起居、饮食、情志之所生也；妇人三十六病，则经月、产乳、带下之疾也，均非六气外淫所致，故曰不在其中。清邪，风露之邪，故居于上；浊邪，水土之邪，故居于下。大邪漫风，虽大而力散，故中于表；小邪户牖隙风，虽小而气锐，故中于里。谷饪，饮食之属，入于口而伤于胃者也。是故邪气有清浊、大小之殊，人身亦有上下、表里之别，莫不各随其类以相从，所谓各有法度也。故风为阳而中于前，寒为阴而中于后，湿气浊而伤于下，雾气清而伤于上，经脉阴而伤于寒，络脉阳而伤于热。合而言之，无非阳邪亲上，阴邪亲下，热气归阳，寒气归阴之理。

问曰：病有急当救里、救表者，何谓也？

师曰：病，医下之，续得下利，清谷不止，身体疼痛者，急当救里；后身疼痛，清便自调者，急当救表也。

治实证者，以逐邪为急；治虚证者，以养正为急。盖正气不固，则无以御邪而却疾，故虽身体疼痛，而急当救里；表邪不去，势必入里而增患，故既清便自调，则仍当救表也。

夫病痼疾，加以卒病，当先治其卒病，后乃治其痼疾也。

卒病易除，故当先治；痼疾难拔，故宜缓图，且勿使新邪得助旧疾也。

读二条，可以知治病缓急先后之序。

师曰：五脏病各有所得者愈，五脏病各有所恶，各随其所不喜者为病。病者素不应食，而反暴思之，必发热也。

所得、所恶、所不喜，该居处服食而言。如《脏气法时论》云"肝色青，宜食甘；心色赤，宜食酸；肺色白，宜食苦；肾色黑，宜食辛；脾色黄，宜食咸"，又，"心病禁温食、热衣，脾病禁温食饱食、湿地濡衣，肺病禁寒饮食、寒衣，肾病禁焠㶼热食、温炙衣"，《宣明五气篇》所云"心恶热，肺恶寒，肝恶风，脾恶湿，肾恶燥"，《灵枢·五味篇》所云"肝病禁辛，心病禁咸，脾病禁酸，肺病禁苦，肾病禁甘"之属皆是也。五脏病各有所得而愈者，谓得其所宜之气、之味、之处，足以安脏气而却病气也。各随其所不喜为病者，谓得其所禁所恶之气、之味、之处，足以忤脏气而助病邪也。病者素不应食，而反暴思之者，谓平素所不喜之物，而反暴思之，由病邪之气，变其脏气使然，食之则适以助病气，而增发热也。

夫诸病在脏，欲攻之，当随其所得而攻之。如渴者，与猪苓汤。余皆仿此。

无形之邪，入结于脏，必有所据，水、血、痰、食皆邪薮也。如渴者，水与热得，而热结在水，故与猪苓汤利其水，而热亦除。若有食者，食与热得，而热结在食，则宜承气汤下其食，而热亦去。若无所得，则无形之邪，岂攻法所能去哉？

猪苓汤方（见后"消渴证"中）

痉湿暍病脉证治第二

太阳病，发热无汗，反恶寒者，名曰刚痉。

太阳病，发热汗出，而不恶寒，名曰柔痉。

成氏曰：《千金》云：太阳中风，重感寒湿，则变痉。太阳病，发热无汗，为表实，则不当恶寒；今反恶寒者，则太阳中风，重感于寒，为痉病也，以其表实有寒，故曰刚痉。太阳病，发热汗出，为表虚，则当恶寒；今不恶寒者，风邪变热，外伤筋脉，为痉病也，以其表虚无寒，故曰柔痉。然痉者，强也，其病在筋，故必兼有颈项强急、头热足寒、目赤头摇、口噤背反等证。仲景不言者，以"痉"字该之也。《活人书》亦云：痉证发热恶寒，与伤寒相似，但其脉沉迟弦细，而项背反张为异耳。

太阳病，发热，脉沉而细者，名曰痉，为难治。

太阳脉本浮，今反沉者，风得湿而伏，故为痉。痉脉本紧弦，今反细者，阴气适不足，故难治。

太阳病，发汗太多，因致痉。

夫风病，下之则痉；复发汗，必拘急。

疮家，虽身疼痛，不可发汗，汗出则痉。

此原痉病之由，有此三者之异，其为脱液伤津则一也。盖病有太阳风寒不解，重感寒湿而成痉者；亦有亡血竭气，损伤阴阳，而病变成痉者。经云：气主煦之，血主濡之。又云：阳气者，精则养神，柔则养筋。阴阳既衰，筋脉失其濡养，而强直不柔矣。此痉病标本虚实之异，不可不辨也。

病者身热足寒，颈项强急，恶寒，时头热，面赤目赤，独头动摇，卒口噤，背反张者，痉病也。若发其汗者，寒湿相得，其表益虚，即恶寒甚。发其汗已，其脉如蛇。

痉病不离乎表，故身热恶寒。痉为风强病，而筋脉受之，故口噤，头项强，背反张，脉强直。经云：诸暴强直，皆属于风也。头热足寒，面目赤，头动摇者，风为阳邪，其气上行，而又主动也。寒湿相得者，汗液之湿，与外寒之气，相得不解，而表气以汗而益虚，寒气得湿而转增，则恶寒甚也。其脉如蛇者，脉伏而曲，如蛇行也。痉脉本直，汗之则风去而湿存，故脉不直而曲也。

暴腹胀大者，为欲解；脉如故，反伏弦者，痉。

此即上文风去湿存之变证。魏氏云：风去不与湿相丽，则湿邪无所依著，必顺其下坠之性，而入腹作胀矣。风寒外解，而湿下行，所以为欲解也。如是诊之，其脉必浮而不沉，缓而不弦矣。乃其脉如故，而反加伏弦，知其邪内连太阴，里病转增，而表病不除，乃痉病诸证中之一变也。

夫痉脉，按之紧如弦，直上下行。

紧如弦，即坚直之象。李氏曰：上下行者，自寸至尺，皆见紧直之脉也。《脉经》亦云：痉病脉坚伏，直上下行。

痉病有灸疮，难治。

有灸疮者，脓血久溃，穴俞不闭。楼全善云：即破伤风之意。盖阴伤而不胜风热，阳伤而不任攻伐也，故曰难治。

太阳病，其证备，身体强几几然，脉反沉迟，此为痉，栝蒌桂枝汤主之。

太阳证备者，赵氏谓"太阳之脉，自足上行，循背，至头项，此其所过之部而为之状者，皆是其证"是也。几几，背强连颈之貌。沉本痉之脉，迟非内寒，乃津液少而营卫之行不利也。伤寒项背强几几，汗出恶风者，脉必浮数，为邪风盛于表；此证身体强几几然，脉反沉迟者，为风淫于外，而津伤于内。故用桂枝则同，而一加葛根以助其散，一加栝蒌根兼滋其内，则不同也。

栝蒌桂枝汤方

栝蒌根（二两）　桂枝（三两）　芍药（三两）　甘草（二两）　生姜（三两）　大枣（十二枚）

上六味，以水九升，煮取三升，分温三服，微汗。汗不出，食顷，啜热粥发。

太阳病，无汗而小便反少，气上冲胸，口噤不得语，欲作刚痉，葛根汤主之。

无汗而小便反少者，风寒湿甚，与气相持，不得外达，亦并不下行也。不外达，不下行，势必逆而上冲，为胸满，为口噤不得语，驯至面赤头摇，项背强直，所不待言，故曰欲作刚痉。葛根汤，即桂枝汤加麻黄、葛根，乃刚痉无汗者之正法也。

按：痉病多在太阳、阳明之交，身体强，口噤不得语，皆其验也。故加麻黄以发太阳之邪，加葛根兼疏阳明之经。而阳明外主肌肉，内主津液，用葛根者，所以通隧谷而逐风湿；加栝蒌者，所以生津液而濡经脉也。

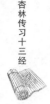

葛根汤方

葛根（四两）　麻黄（三两，去节）　桂枝　甘草（炙）　芍药（各二两）
生姜（三两）　大枣（十二枚）

上七味，以水一斗，先煮麻黄、葛根，减二升，去沫，内诸药，煮取
三升，去滓，温服一升，覆取微似汗。不须啜粥，余如桂枝汤法将息及
禁忌。

痉为病，胸满口噤，卧不着席，脚挛急，必齘齿，可与大承气汤。

此痉病之属阳明瘀热者。阳明之筋，起于足，结于跗；其直者，上结
于髀。阳明之脉，入齿中，挟口环唇；其支者，循喉咙，入缺盆，下膈。
故为是诸证。然无燥实见证，自宜涤热，而勿荡实。乃不用调胃，而用大
承气者，岂病深热极，非此不能治欤？然曰"可与"，则犹有斟酌之意，
用者慎之。

大承气汤方

大黄（四两，酒洗）　厚朴（半斤，炙，去皮）　枳实（五枚，炙）　芒
硝（三合）

上四味，以水一斗，先煮枳、朴，取五升，去滓，内大黄，煮二升，
去滓，内芒硝，更上微火一两沸，分温再服，得下，余勿服。

太阳病，关节疼痛而烦，脉沉而细者，此名中湿，亦名湿痹。湿痹之
候，小便不利，大便反快，但当利其小便。

湿为六淫之一，故其感人亦如风寒之先在太阳，但风寒伤于肌腠，而
湿则流入关节；风脉浮，寒脉紧，而湿脉则沉而细；湿性濡滞而气重着，
故亦名痹。痹者，闭也。然中风者，必先有内风，而后召外风；中湿者，
亦必先有内湿，而后感外湿。故其人平日土德不及，而湿动于中，由是气
化不速，而湿侵于外，外内合邪，为关节疼烦，为小便不利，大便反快。
治之者，必先逐内湿，而后可以除外湿，故曰当利其小便。东垣亦云：治
湿不利小便，非其治也。然此为脉沉而小便不利者设耳。若风寒在表，与
湿相搏，脉浮恶风，身重疼痛者，则必以麻黄、白术、薏苡、杏仁、桂
枝、附子等发其汗为宜矣。详见后条。

湿家之为病，一身尽疼，发热，身色如熏黄也。

湿外盛者，其阳必内郁。湿外盛为身疼，阳内郁则发热，热与湿合，交蒸互郁，则身色如熏黄。熏黄者，如烟之熏，色黄而晦，湿气沉滞故也。若热黄，则黄而明，所谓身黄如橘子色也。

湿家，其人但头汗出，背强，欲得被覆向火。若下之早，则哕，或胸满，小便不利，舌上如苔者，以丹田有热，胸上有寒，渴欲得饮而不能饮，则口燥烦也。

寒湿居表，阳气不得外通，而但上越，为头汗出，为背强，欲得被覆向火，是宜驱寒湿，以通其阳；乃反下之，则阳更被抑，而哕乃作矣。或上焦之阳不布，而胸中满；或下焦之阳不化，而小便不利，随其所伤之处而为病也。舌上如苔者，本非胃热，而舌上津液燥聚，如苔之状，实非苔也。盖下后阳气反陷于下，而寒湿仍聚于上，于是丹田有热而渴欲得饮，胸上有寒而复不能饮，则口舌燥烦，而津液乃聚耳。

湿家下之，额上汗出，微喘，小便利者，死；若下利不止者，亦死。

湿病在表者宜汗，在里者宜利小便，苟非湿热蕴积成实，未可遽用下法。额汗出，微喘，阳已离而上行；小便利，下利不止，阴复决而下走，阴阳离决，故死。一作"小便不利者，死"，谓阳上游而阴不下济也。亦通。

风湿相搏，一身尽疼痛，法当汗出而解，值天阴雨不止，医云"此可发其汗"，汗之病不愈者，何也？盖发其汗，汗大出者，但风气去，湿气在，是故不愈也。若治风湿者，但微微似欲汗出者，风湿俱去也。

风湿虽并为六淫之一，然风无形而湿有形，风气迅而湿气滞，值此雨淫湿胜之时，自有风易却而湿难除之势，而又发之速而驱之过，宜其风去而湿不与俱去也。故欲湿之去者，但使阳气内蒸而不骤泄，肌肉关节之间充满流行，而湿邪自无地可容矣。此发其汗，但微微似欲汗出之旨软。

湿家病，身疼发热，面黄而喘，头痛鼻塞而烦，其脉大，自能饮食，腹中和无病，病在头中寒湿，故鼻塞，内药鼻中则愈。

寒湿在上，则清阳被郁，身疼头痛，鼻塞者，湿上甚也。发热，面黄，烦喘者，阳上郁也。而脉大，则非沉细之比；腹和无病，则非小便不利，大便反快之比。是其病不在腹中而在头，疗之者宜但治其头，而毋犯其腹。内药鼻中，如瓜蒂散之属，使黄水出，则寒湿去而愈。不必服药，以伤其和也。

湿家身烦疼，可与麻黄加术汤发其汗为宜，慎不可以火攻之。

身烦疼者，湿兼寒而在表也。用麻黄汤以散寒，用白术以除湿。喻氏曰：麻黄得术，则虽发汗，不至多汗；而术得麻黄，并可以行表里之湿。不可以火攻者，恐湿与热合，而反增发热也。

麻黄加术汤方

麻黄（三两，去节）　桂枝（二两）　甘草（一两，炙）　白术（四两）杏仁（七十个，去皮、尖）

上五味，以水九升，先煮麻黄，减二升，去上沫，内诸药，煮取二升半，去滓，温服八合，覆取微汗。

病者一身尽疼，发热，日晡所剧者，此名风湿。此病伤于汗出当风，或久伤取冷所致也。可与麻黄杏仁薏苡甘草汤。

此亦散寒除湿之法。日晡所剧，不必泥定肺与阳明，但以湿无来去，而风有休作，故曰"此名风湿"。然虽言风，而寒亦在其中，观下文云"汗出当风"，又曰"久伤取冷"，意可知矣。盖痉病非风不成，湿痹无寒不作，故以麻黄散寒，薏苡除湿；杏仁利气，助通泄之用；甘草补中，予胜湿之权也。

麻黄杏仁薏苡甘草汤方

麻黄（半两）　杏仁（十个，去皮、尖）　薏苡（半两）　甘草（一两，炙）

上锉麻豆大，每服四钱匕，水一盏半，煎八分，去滓，温服，有微汗，避风。

风湿，脉浮身重，汗出恶风者，防己黄芪汤主之。

风湿在表，法当从汗而解，乃汗不待发而自出，表尚未解而已虚，汗解之法不可守矣。故不用麻黄出之皮毛之表，而用防己驱之肌肤之里。服后如虫行皮中，及从腰下如冰，皆湿下行之征也。然非芪、术、甘草，焉能使卫阳复振，而驱湿下行哉？

防己黄芪汤方

防己（一两）　甘草（半两，炙）　白术（七钱半）　黄芪（一两一分）

上锉麻豆大，每抄五钱匕，生姜四片，大枣一枚，水盏半，煎八分，去滓，温服。喘者，加麻黄半两。胃中不和者，加芍药三分。气上冲者，加桂枝三分。下有陈寒者，加细辛三分。服后当如虫行皮中，从腰下如冰，后坐被上，又以一被绕腰下，温令微汗，差。

伤寒八九日，风湿相搏，身体疼烦，不能自转侧，不呕，不渴，脉浮虚而涩者，桂枝附子汤主之。若大便坚，小便自利者，去桂枝加白术汤主之。

身体疼烦，不能自转侧者，邪在表也。不呕，不渴，里无热也。脉浮虚而涩，知其风湿外持，而卫阳不正。故以桂枝汤，去芍药之酸收，加附子之辛温，以振阳气而敌阴邪。若大便坚，小便自利，知其在表之阳虽弱，而在里之气犹治，则皮中之湿自可驱之于里，使从水道而出；不必更发其表，以危久弱之阳矣。故于前方去桂枝之辛散，加白术之苦燥，合附子之大力健行者，于以并走皮中而逐水气，亦因势利导之法也。

桂枝附子汤方

桂枝（四两）　附子（三枚，炮，去皮，破八片）　生姜（三两，切）　甘草（二两，炙）　大枣（十二枚，擘）

上五味，以水六升，煮取二升，去滓，分温三服。

白术附子汤方

白术（一两）　附子（一枚，炮，去皮）　甘草（二两，炙）　生姜（一两半）　大枣（六枚）

上五味，以水三升，煮取一升，去滓，分温三服。一服觉身痹，半日许再服，三服都尽，其人如冒状，勿怪，即是术附并走皮中，逐水气未得除故耳。

风湿相搏，骨节疼烦掣痛，不得屈伸，近之则痛剧，汗出短气，小便

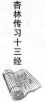

不利，恶风不欲去衣，或身微肿者，甘草附子汤主之。

此亦湿胜阳微之证，其治亦不出助阳散湿之法。云"得微汗则解"者，非正发汗也，阳复而阴自解耳。夫风湿在表，本当从汗而解，麻黄加术汤、麻黄杏仁薏苡甘草汤，其正法也。而汗出表虚者，不宜重发其汗，则有防己黄芪实表行湿之法，而白术附子则又补阳以为行者也。表虚无热者，不可遽发其阳，则有桂枝附子温经散湿之法，而甘草附子则兼补中以为散者也。即此数方，而仲景审病之微，用法之变，盖可见矣。

甘草附子汤方

甘草（二两，炙）　附子（二枚，炮，去皮）　白术（二两）　桂枝（四两）

上四味，以水六升，煮取三升，去滓，温服一升，日三服。初服得微汗则解。能食，汗出复烦者，服五合。恐一升多者，宜服六七合为妙。

太阳中暍，发热恶寒，身重而疼痛，其脉弦细芤迟，小便已洒洒然毛耸，手足逆冷，小有劳身即热，口开，前板齿燥。若发其汗，则恶寒甚；加温针，则发热甚；数下之，则淋甚。

中暍，即中暑，暑亦六淫之一，故先伤太阳而为寒热也。然暑，阳邪也，乃其证反身重疼痛，其脉反弦细而迟者，虽名中暍，而实兼湿邪也。小便已洒洒毛耸者，太阳主表，内合膀胱，便已而气馁也。手足逆冷者，阳内聚而不外达，故小有劳即气出而身热也。口开，前板齿燥者，热盛于内，而气淫于外也。盖暑虽阳邪，而气恒与湿相合，阳求阴之义也；暑因湿入，而暑反居湿之中，阴包阳之象也。治之者，一如分解风湿之法，辛以散湿，寒以凉暑可矣。若发汗，则徒伤其表；温针，则更益其热；下之，则热且内陷，变证随出，皆非正治暑湿之法也。

太阳中热者，暍是也，汗出恶寒，身热而渴，白虎加人参汤主之。

中热亦即中暑，暍即暑之气也。恶寒者，热气入则皮肤缓，腠理开，开则洒然寒，与伤寒恶寒者不同。发热汗出而渴，表里热炽，胃阴待涸，求救于水，故与白虎加人参，以清热生阴，为中暑而无湿者之法也。

白虎加人参汤方

知母（六两）　　石膏（一斤，碎，绵裹）　　甘草（二两，炙）　　粳米（六合）　　人参（三两）

上五味，以水一斗，煮米熟汤成，去滓，温服一升，日三服。

太阳中暍，身热疼重，而脉微弱，此以夏月伤冷水，水行皮中所致也，一物瓜蒂汤主之。

暑之中人也，阴虚而多火者，暑即寓于火之中，为汗出而烦渴；阳虚而多湿者，暑即伏于湿之内，为身热而疼重。故暑病恒以湿为病，而治湿即所以治暑。瓜蒂苦寒，能吐能下，去身面四肢水气，水去而暑无所依，将不治而自解矣。此治中暑兼湿者之法也。

瓜蒂汤方

瓜蒂（二十个）

上锉，以水一升，煮取五合，去滓，顿服。

百合狐惑阴阳毒病证治第三

论曰：百合病者，百脉一宗，悉致其病也。意欲食，复不能食，常默然，欲卧不能卧，欲行不能行，饮食或有美时，或有不用闻食臭时，如寒无寒，如热无热，口苦，小便赤。诸药不能治，得药则剧吐利，如有神灵者。身形如和，其脉微数，每溺时头痛者，六十日乃愈；若溺时头不痛，淅淅然者，四十日愈；若溺快然，但头眩者，二十日愈。其证或未病而预见，或病四五日而出，或二十日，或一月微见者，各随证治之。

百脉一宗者，分之则为百脉，合之则为一宗，悉致其病，则无之非病矣。然详其证，意欲食矣，而复不能食；常默然静矣，而又躁不得卧；饮食或有时美矣，而复有不用闻食臭时；如有寒，如有热矣，而又不见为寒，不见为热；诸药不能治，得药则剧吐利矣，而又身形如和，全是恍惚

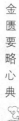

去来，不可为凭之象。惟口苦，小便赤，脉微数，则其常也。所以者何？热邪散漫，未统于经，其气游走无定，故其病亦去来无定。而病之所以为热者，则征于脉，见于口与便，有不可掩然者矣。

夫膀胱者，太阳之府，其脉上至巅顶，而外行皮肤，溺时头痛者，太阳乍虚而热气乘之也；淅然、快然，则递减矣。夫乍虚之气，溺已即复；而热淫之气，得阴乃解。故其甚者，必六十日之久，诸阴尽集，而后邪退而愈；其次四十日，又其次二十日，热差减者，愈差速也。此病多于伤寒热病前后见之，其未病而预见者，热气先动也。其病后四五日，或二十日，或一月见者，遗热不去也。各随其证以治，具如下文。

百合病，发汗后者，百合知母汤主之。

人之有百脉，犹地之有众水也。众水朝宗于海，百脉朝宗于肺，故百脉不可治，而可治其肺。百合味甘平微苦，色白入肺，治邪气，补虚清热，故诸方悉以之为主，而随证加药治之。用知母者，以发汗伤津液故也。

百合知母汤方

百合（七枚，擘）　知母（三两）

上先以水洗百合，渍一宿，当白沫出，去其水；别以泉水二升，煎取一升，去滓；别以泉水二升，煎知母取一升；后合煎，取一升五合，分温再服。

百合病，下之后者，百合滑石代赭汤主之。

百合病，不可下而下之，必伤其里，乃复以滑石、代赭者，盖欲因下药之势，而抑之使下，导之使出，亦"在下者，引而竭之"之意也。

百合滑石代赭汤方

百合（七枚，擘）　滑石（三两，碎，绵裹）　代赭石（如弹丸大一枚，碎，绵裹）

上先煎百合如前法，别以泉水二升，煎滑石、代赭，取一升，去滓，后合和重煎，取一升五合，分温再服。

百合病，吐之后者，百合鸡子汤主之。

《本草》：鸡子，安五脏，治热疾。吐后脏气伤，而病不去，用之不特安内，亦且攘外也。

百合鸡子汤方

百合（七枚，擘）　鸡子黄（一枚）

上先煎百合如前法了，内鸡子黄搅匀，煎五分，温服。

百合病，不经吐、下、发汗，病形如初者，百合地黄汤主之。

此则百合病正治之法也。盖肺主行身之阳，肾主行身之阴，百合色白入肺，而清气中之热；地黄色黑入肾，而除血中之热。气血既治，百脉俱清，虽有邪气，亦必自下。服后，大便如漆，则热除之验也。《外台》云：大便当出黑沫。

百合地黄汤方

百合（七枚，擘）　生地黄汁（一升）

上先煎百合如前法了，内地黄汁，煎取一升五合，温分再服。中病，勿更服。大便当如漆。

百合病，一月不解，变成渴者，百合洗方主之。

病久不解而变成渴，邪热留聚在肺也。单用百合渍水外洗者，以皮毛为肺之合，其气相通故也。洗已，食煮饼。按《外台》云：洗身讫，食白汤饼。今馎饦也。《本草》粳米、小麦，并除热止渴。勿以咸豉者，恐咸味耗水而增渴也。

百合洗方

百合一升，以水一斗，渍之一宿，以洗身。洗已，食煮饼，勿以咸豉也。

百合病，渴不差者，栝蒌牡蛎散主之。

病变成渴，与百合洗方而不差者，热盛而津伤也。栝蒌根苦寒，生津止渴；牡蛎咸寒，引热下行，不使上烁也。

栝蒌牡蛎散方

栝蒌根　牡蛎（熬，等分）

上为细末，饮服方寸匕，日三服。

百合病，变发热者，百合滑石散主之。

病变发热者，邪聚于里而见于外也。滑石甘寒，能除六腑之热。得微利，则里热除，而表热自退。

百合滑石散方

百合（一两，炙）　滑石（三两）

上为散，饮服方寸匕，日三服。当微利者，止服，热则除。

百合病，见于阴者，以阳法救之；见于阳者，以阴法救之。见阳攻阴，复发其汗，此为逆；见阴攻阳，乃复下之，此亦为逆。

病见于阴，甚必及阳；病见于阳，穷必归阴。以法救之者，养其阳以救阴之偏，则阴以平而阳不伤；补其阴以救阳之过，则阳以和而阴不敝，《内经》"用阴和阳，用阳和阴"之道也。若见阳之病而攻其阴，则并伤其阴矣；乃复发汗，是重伤其阳也，故为逆。见阴之病而攻其阳，则并伤其阳矣；乃复下之，是重竭其阴也，故亦为逆。以百合为邪少虚多之证，故不可直攻其病，亦不可误攻其无病如此。

狐惑之为病，状如伤寒，默默欲眠，目不得闭，卧起不安，蚀于喉为惑，蚀于阴为狐，不欲饮食，恶闻食臭，其面目乍赤乍黑乍白。蚀于上部则声嗄，甘草泻心汤主之；蚀于下部则咽干，苦参汤洗之；蚀于肛者，雄黄熏之。

狐惑，虫病，即巢氏所谓蟹病也。默默欲眠，目不得闭，卧起不安，其躁扰之象，有似伤寒少阴热证，而实为蟹之乱其心也。不欲饮食，恶闻食臭，有似伤寒阳明实证，而实为虫之扰其胃也。其面目乍赤乍黑乍白者，虫之上下聚散无时，故其色更改不一，甚者脉亦大小无定也。盖蟹虽虫病，而能使人惑乱而狐疑，故名曰狐惑。徐氏曰"蚀于喉为惑，谓热淫于上，如惑乱之气感而生蟹；蚀于阴为狐，谓热淫于下，柔害而幽隐，如狐性之阴也"，亦通。蚀于上部，即蚀于喉之谓，故声嗄；蚀于下部，即蚀于阴之谓，阴内属于肝，而咽门为肝胆之候（出《千金》），病自下而冲上，则咽干也。至生虫之由，则赵氏所谓"湿热停久，蒸腐气血，而成瘀浊，于是风化所腐而成虫"者，当矣。甘草泻心，不特使中气运而湿热自化，抑亦苦辛杂用，足胜杀虫之任。其苦参、雄黄，则皆清燥杀虫之品。洗之、熏之，就其近而治之耳。

甘草泻心汤方

甘草（四两，炙）　黄芩　干姜　人参（各三两）　半夏（半升）　黄连（一两）　大枣（十二枚）

上七味，以水一斗，煮取六升，去滓，再煎，取三升，温服一升，日三服。

苦参汤方

苦参一升，以水一斗，煎取七升，去滓，熏洗，日三。

雄黄熏法

雄黄一味，为末，筒瓦二枚合之，烧，向肛熏之。

病者脉数，无热，微烦，默默但欲卧，汗出，初得之三四日，目赤如鸠眼；七八日，目四眦黑，若能食者，脓已成也。赤豆当归散主之。

脉数微烦，默默但欲卧，热盛于里也。无热汗出，病不在表也。三四日目赤如鸠眼者，肝脏血中之热，随经上注于目也。经热如此，脏热可知，其为蓄热不去，将成痈肿无疑。至七八日，目四眦黑，赤色极而变黑，则痈尤甚矣。夫肝与胃，互为胜负者也。肝方有热，势必以其热侵及于胃；而肝既成痈，胃即以其热并之于肝，故曰"若能食者，知脓已成也"。且脓成则毒化，毒化则不特胃和，而肝亦和矣。赤豆当归，乃排脓血，除湿热之良剂也。

再按：此一条，注家有目为狐惑病者，有目为阴阳毒者，要之，亦是湿热蕴毒之病。其不腐而为虫者，则积而为痈；不发于身面者，则发于肠脏，亦病机自然之势也。仲景意谓与狐惑、阴阳毒同源而异流者，故特论

金匮要略心典

099

列于此欤？

赤豆当归散方

赤小豆（三升，浸令芽出，曝干）　当归（十两）

上二味，杵为散，浆水服方寸匕，日三服。

阳毒之为病，面赤斑斑如锦纹，咽喉痛，吐脓血，五日可治，七日不可治，升麻鳖甲汤主之。

阴毒之为病，面目青，身痛如被杖，咽喉痛，五日可治，七日不可治，升麻鳖甲汤去雄黄蜀椒主之。

毒者，邪气蕴蓄不解之谓。阳毒非必极热，阴毒非必极寒，邪在阳者为阳毒，邪在阴者为阴毒也。而此所谓阴阳者，亦非脏腑气血之谓，但以面赤斑斑如锦纹，咽喉痛，唾脓血，其邪著而在表者谓之阳；面目青，身痛如被杖，咽喉痛，不唾脓血，其邪隐而在表之里者谓之阴耳。故皆得用辛温升散之品，以发其蕴蓄不解之邪；而亦并用甘润咸寒之味，以安其邪气经扰之阴。五日邪气尚浅，发之犹易，故可治；七日邪气已深，发之则难，故不可治。其蜀椒、雄黄二物，阳毒用之者，以阳从阳，欲其速散也；阴毒去之者，恐阴邪不可劫，而阴气反受损也。

升麻鳖甲汤方

升麻　当归　甘草（各二两）　蜀椒（炒去汗，一两）　鳖甲（手指大一片，炙）　雄黄（半两，研）

上六味，以水四升，煮取一升，顿服之。老小再服取汗。《肘后》《千金方》阳毒用升麻汤，无鳖甲，有桂；阴毒用甘草汤，无雄黄。

疟病脉证并治第四

师曰：疟脉自弦，弦数者多热，弦迟者多寒。弦小紧者，下之差；弦迟者，可温之；弦紧者，可发汗、针灸也；浮大者，可吐之；弦数者，风发也，以饮食消息止之。

疟者少阳之邪，弦者少阳之脉，有是邪则有是脉也。然疟之舍固在半表半里之间，而疟之气则有偏多偏少之异，故其病有热多者，有寒多者，有里多而可下者，有表多而可汗、可吐者，有风从热出而不可以药散者，当各随其脉而施治也。徐氏曰：脉大者为阳，小者为阴，紧虽寒脉，小紧则内入而为阴矣。阴不可从表散，故曰"下之愈"。迟既为寒，温之无疑。弦紧不沉，为寒脉而非阴脉，非阴，故可发汗、针灸也。疟脉概弦，而忽浮大，知邪在高分，高者引而越之，故可吐。喻氏曰：仲景既云"弦数者多热"矣，而复申一义云"弦数者风发"，见多热不已，必至于极热，热极则生风，风生则肝木侮土，而传其热于胃，坐耗津液。此非可徒求之药，须以饮食消息，止其炽热，即梨汁、蔗浆，生津止渴之属，正《内经》"风淫于内，治以甘寒"之旨也。

病疟以月一日发，当十五日愈；设不差，当月尽解；如其不差，当云何？

师曰：此结为癥瘕名曰疟母，急治之，宜鳖甲煎丸。

天气十五日一更，人之气亦十五日一更，气更则邪当解也。否则，三十日天人之气再更，而邪自不能留矣。设更不愈，其邪必假血依痰，结为癥瘕，僻处胁下，将成负固不服之势，故宜急治。鳖甲煎丸，行气逐血之药颇多，而不嫌其峻；一日三服，不嫌其急，所谓乘其未集而击之也。

鳖甲煎丸方

鳖甲（十二分，炙）　乌扇（三分，烧。即射干）　黄芩（三分）　柴胡（六分）　鼠妇（三分，熬）　干姜　大黄　桂枝　石韦（去毛）　厚朴　紫葳（即凌霄）　阿胶（各三分）　芍药　牡丹（去心）　䗪虫（各五分）　半夏（三分）　葶苈　人参（各一分）　瞿麦（二分）　蜂窠（四分，炙）　赤硝（十二分）　蜣螂（六分，熬）　桃仁（二分，去皮、尖，研）

上二十三味，为末，取灶下灰一斗，清酒一斛五升，浸灰，俟酒尽一半，着鳖甲于中，煮令泛烂如胶漆，绞取汁，内诸药煎，为丸如梧子大，空心服七丸，日三服。《千金方》用鳖甲十二片，又有海藻三分，大戟一分，无鼠妇、赤硝二味。

师曰：阴气孤绝，阳气独发，则热而少气烦冤，手足热而欲呕，名曰

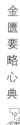

瘅疟；若但热不寒者，邪气内藏于心，外舍分肉之间，令人消烁肌肉。

此与《内经》论瘅疟文大同。夫阴气虚者，阳气必发，发则足以伤气而耗神，故少气烦冤也。四肢者，诸阳之本，阳盛则手足热也。欲呕者，热干胃也。邪气内藏于心者，瘅为阳邪，心为阳脏，以阳从阳，故邪外舍分肉，而其气则内通心脏也。消烁肌肉者，肌肉为阴，阳极则阴消也。

温疟者，其脉如平，身无寒但热，骨节烦疼，时呕，白虎加桂枝汤主之。

此与《内经》论温疟文不同，《内经》言其因，此详其脉与证也。瘅疟、温疟，俱无寒但热，俱呕，而其因不同。瘅疟者，肺素有热，而加外感，为表寒里热之证，缘阴气内虚，不能与阳相争，故不作寒也。

温疟者，邪气内藏肾中，至春夏而始发，为伏气外出之证，寒蓄久而变热，故亦不作寒也。脉如平者，病非乍感，故脉如其平时也。骨节烦疼，时呕者，热从肾出，外舍于其合，而上并于阳明也。白虎甘寒除热，桂枝则因其势而达之耳。

白虎加桂枝汤方

知母（六两）　石膏（一斤）　甘草（二两，炙）　粳米（二合）　桂枝（三两）

上五味，以水一斗，煮米熟汤成，去滓，温服一升，日三。

疟多寒者，名曰牡疟，蜀漆散主之。

疟多寒者，非真寒也，阳气为痰饮所遏，不得外出肌表，而但内伏心间。心，牡脏也，故名牡疟。蜀漆能吐疟痰，痰去则阳伸而寒愈；取云母、龙骨者，以蜀漆上越之猛，恐并动心中之神与气也。

蜀漆散方

蜀漆（洗去腥）　云母（烧二日夜）　龙骨（等分）

上三味，杵为散。未发前，以浆水服半钱匕。

附《外台秘要》三方

牡蛎汤

牡蛎　麻黄（各四两）　　甘草（二两）　蜀漆（三两）

上四味，以水八升，先煮蜀漆、麻黄，去上沫，得六升，内诸药，煮取二升，温服一升。若吐，则勿更服。

按：此系宋·孙奇等所附，盖亦蜀漆散之意，而外攻之力较猛矣。赵氏云：牡蛎软坚消结，麻黄非独散寒，且可发越阳气，使通于外，结散阳通，其病自愈。

柴胡去半夏加栝蒌根汤

治疟病发渴者，亦治劳疟。

柴胡（八两）　人参　黄芩　甘草（各三两）　　栝蒌根（四两）　　生姜（二两）　大枣（十二枚）

上七味，以水一斗二升，煮取六升，去滓再煎，取三升，温服一升，日二服。

柴胡桂姜汤

治疟，寒多，微有热，或但寒不热，服一剂如神。

柴胡（半斤）　桂枝（三两）　　干姜（二两）　栝蒌根（四两）　　黄芩（三两）　甘草（二两，炙）　牡蛎（二两，熬）

上七味，以水一斗，煮取六升，去滓，再煎，取三升，温服一升，日三，初服微烦，复服汗出便愈。

赵氏曰：此与牡疟相类而实非，牡疟邪客心下，此风寒湿痹于肌表，肌表既痹，阳气不得通于外，遂郁伏于营血之中，阳气化热，血滞成瘀，着于其处，遇卫气行阳二十五度及之，则病作。其邪之入营者，既无外出之势，而营之素痹者亦不出而与阳争，故少热或无热也。是用柴胡为君，发其郁伏之阳；黄芩为佐，清其半里之热；桂枝、干姜，所以通肌表之痹；栝蒌根、牡蛎，除留热，消瘀血；甘草和诸药，调阴阳也。得汗则痹邪散，血热行，而病愈矣。

中风历节病脉证并治第五

夫风之为病，当半身不遂，或但臂不遂者，此为痹，脉微而数，中风使然。

风彻于上下，故半身不遂；痹闭于一处，故但臂不遂，以此见风重而痹轻，风动而痹著也。风从虚入，故脉微；风发而成热，故脉数。曰"中风使然"者，谓痹病亦是风病，但以在阳者则为风，而在阴者则为痹耳。

寸口脉，浮而紧，紧则为寒，浮则为虚，寒虚相搏，邪在皮肤，浮者血虚，络脉空虚，贼邪不泻，或左或右，邪气反缓，正气即急，正气引邪，喎僻不遂。邪在于络，肌肤不仁；邪在于经，即重不胜；邪入于腑，即不识人；邪入于脏，舌即难言，口吐涎。

寒虚相搏者，正不足而邪乘之，为风寒初感之诊也。浮为血虚者，气行脉外，而血行脉中，脉浮者沉不足，为血虚也。血虚则无以充灌皮肤，而络脉空虚，并无以捍御外气，而贼邪不泻，由是或左或右，随其空处而留著矣。邪气反缓，正气即急者，受邪之处，筋脉不用而缓；无邪之处，正气独治而急。缓者为急者所引，则口目为喎僻，而肢体不遂。是以左喎者，邪反在右；右喎者，邪反在左。然或左或右，则有邪正缓急之殊；而为表为里，亦有经络脏腑之别。经云：经脉为里，支而横者为络，络之小者为孙。是则络浅而经深，络小而经大，故络邪病于肌肤，而经邪病连筋骨，甚而入腑，又甚而入脏，则邪递深矣。盖神藏于脏，而通于腑，腑病则神窒于内，故不识人。诸阴皆连舌本，脏气厥不至舌下，则机息于上，故舌难言，而涎自出也。

侯氏黑散

治大风，四肢烦重，心中恶寒不足者。

菊花（四十分）　白术　防风（各十分）　桔梗（八分）　黄芩（五分）

细辛　干姜　人参　茯苓　当归　川芎　牡蛎　矾石　桂枝（各三分）

上十四味，杵为散，酒服方寸匕，日一服。初服二十日，温酒调服。禁一切鱼肉、大蒜。常宜冷食，六十日止，即药积腹中不下也。热食，即下矣。冷食自能助药力。

此方亦孙奇等所附，而去风除热，补虚下痰之法具备，以为中风之病，莫不由是数者所致云尔。学者得其意，毋泥其迹可也。

寸口脉迟而缓，迟则为寒，缓则为虚，营缓则为亡血，卫缓则为中风。邪气中经，则身痒而瘾疹；心气不足，邪气入中，则胸满而短气。

迟者，行之不及；缓者，至而无力。不及为寒，而无力为虚也。沉而缓者，为营不足；浮而缓者，为卫中风，卫在表而营在里也。经不足而风入之，血为风动，则身痒而瘾疹；心不足而风中之，阳用不布，则胸满而短气。经行肌中，而心处胸间也。

风引汤

除热瘫痫。

大黄　干姜　龙骨（各四两）　桂枝（三两）　甘草　牡蛎（各二两）寒水石　滑石　赤石脂　白石脂　紫石英　石膏（各六两）

上十二味，杵粗筛，以韦囊盛之，取三指撮，井花水三升，煮三沸，温服一升。治大人风引，少小惊痫，日数发，医所不疗，除热方。巢氏云：脚气，宜风引汤。

此下热清热之剂，孙奇以为中风多从热起，故特附于此欤？中有姜、桂、石、脂、龙、蛎者，盖以涩驭泄，以热监寒也。然亦猛剂，用者审之。

防己地黄汤

治病如狂状，妄行，独语不休，无寒热，其脉浮。

防己　甘草（各一分）　桂枝　防风（各三分）

上四味，以酒一杯，渍之，绞取汁；生地黄二斤，咬咀，蒸之如斗米饭久；以铜器盛药汁，更绞地黄汁和，分再服。

狂走谵语，身热脉大者，属阳明也；此无寒热，其脉浮者，乃血虚生热，邪并于阳而然。桂枝、防风、防己、甘草，酒浸取汁，用是轻清，归

之于阳，以散其邪；用生地黄之甘寒，熟蒸使归于阴，以养血除热，盖药生则散表，熟则补衰。此煎煮法，亦表里法也。（赵氏）

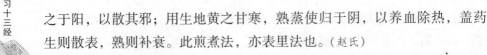

头风摩散

大附子（一枚）　盐（等分）

上二味，为散，沐了，以方寸匕，摩疾上，令药力行。

寸口脉，沉而弱，沉即主骨，弱即主筋，沉即为肾，弱即为肝，汗出入水中，如水伤心，历节痛，黄汗出，故曰历节。

此为肝肾先虚，而心阳复郁，为历节、黄汗之本也。心气化液为汗，汗出入水中，水寒之气从汗孔入侵心脏，外水内火，郁为湿热，汗液则黄；浸淫筋骨，历节乃痛。历节者，遇节皆痛也。盖非肝肾先虚，则虽得水气，未必便入筋骨；非水湿内侵，则肝肾虽虚，未必便成历节。仲景欲举其标，而先究其本，以为历节多从虚得之也。

按：后《水气篇》中云：黄汗之病，以汗出入水中浴，水从汗孔入得之。合观二条，知历节、黄汗为同源异流之病，其瘀郁上焦者，则为黄汗；其并伤筋骨者，则为历节也。

趺阳脉，浮而滑，滑则谷气实，浮则汗自出。少阴脉，浮而弱，弱则血不足，浮则为风，风血相搏，即疼痛如掣。盛人，脉涩小，短气，自汗出，历节疼，不可屈伸。此皆饮酒汗出当风所致。

趺阳脉浮者，风也；脉滑者，谷气盛也。汗生于谷，而风性善泄，故汗自出。风血相搏者，少阴血虚而风复扰之，为疼痛如掣也。趺阳、少阴二条合看，知阳明谷气盛者，风入必与汗偕出；少阴血不足者，风入遂著而成病也。盛人脉涩小，短气者，形盛于外，而气歉于内也。自汗出，湿复胜也。缘酒客湿本内积，而汗出当风，则湿复外郁，内外相召，流入关节，故历节痛，不可屈伸也。合三条观之，汗出入水者，热为湿郁也；风血相搏者，血为风动也；饮酒汗出当风者，风湿相合也。历节病因，有是三者不同，其为从虚所得，则一也。

诸肢节疼痛，身体尪羸，脚肿如脱，头眩短气，温温欲吐，桂枝芍药知母汤主之。

诸肢节疼痛，即历节也。身体尪羸，脚肿如脱，形气不足，而湿热下甚也。头眩短气，温温欲吐，湿热且从下而上冲矣，与脚气冲心之候颇同。桂枝、麻黄、防风，散湿于表；芍药、知母、甘草，除热于中；白术、附子，驱湿于下；而用生姜最多，以止呕降逆。为湿热外伤肢节，而复上冲心胃之治法也。

桂枝芍药知母汤方

桂枝（四两）　芍药（三两）　甘草　麻黄（各二两）　附子（二枚，炮）　白术　知母　防风（各四两）　生姜（五两）

上九味，以水七升，煮取二升，温服七合，日三服。

味酸则伤筋，筋伤则缓，名曰泄；咸则伤骨，骨伤则痿，名曰枯；枯泄相搏，名曰断泄。营气不通，卫不独行，营卫俱微，三焦无所御，四属断绝，身体羸瘦，独足肿大，黄汗出，胫冷，假令发热，便为历节也。

此亦内伤肝肾，而由于滋味不节者也。枯泄相搏，即筋骨并伤之谓。曰断泄者，言其生气不续，而精神时越也。营不通，因而卫不行者，病在阴而及于阳也。不通不行，非壅而实，盖即营卫涸流之意。四属，四肢也。营卫者，水谷之气，三焦受气于水谷，而四肢禀气于三焦，故营卫微，则三焦无气，而四属失养也。由是精微不化于上，而身体羸瘦，阴浊独注于下，而足肿，胫冷，黄汗出。此病类似历节、黄汗，而实非水湿为病，所谓"肝肾虽虚，未必便成历节"者是也。而虚病不能发热，历节则未有不热者，故曰"假令发热，便为历节"。后《水气篇》中又云：黄汗之病，两胫自冷，假令发热，此属历节。盖即黄汗、历节而又致其辨也。详见本文。

病历节，不可屈伸，疼痛，乌头汤主之。

此治寒湿历节之正法也。寒湿之邪，非麻黄、乌头不能去；而病在筋节，又非如皮毛之邪可一汗而散者，故以黄芪之补，白芍之收，甘草之缓，牵制二物，俾得深入而去留邪。如卫瓘监钟、邓入蜀，使其成功而不及于乱，乃制方之要妙也。

乌头汤

亦治脚气疼痛，不可屈伸。

麻黄　芍药　黄芪　甘草（各三两，炙）　乌头（五枚，㕮咀，以蜜二升，

煎取一升，即出乌头）

上四味，以水三升，煮取一升，去滓，内蜜煎中，更煎之，服七合。不知，尽服之。

矾石汤

治脚气冲心。

矾石（二两）

上一味，以浆水一斗五升，煎三五沸，浸脚良。

脚气之病，湿伤于下，而气冲于上。矾石，味酸涩，性燥，能却水，收湿，解毒。毒解湿收，上冲自止。

附方：

《古今录验》续命汤

治中风痱，身体不能自收持，口不能言，冒昧不知痛处，或拘急不得转侧。

麻黄 桂枝 甘草 干姜 石膏 当归 人参（各三两） 杏仁（四十粒） 川芎（一两五钱）

上九味，以水一斗，煮取四升，温服一升，当小汗，薄覆脊，凭几坐，汗出则愈，不汗更服。无所禁，勿当风。并治但伏不得卧，咳逆上气，面目浮肿。

痱者，废也。精神不持，筋骨不用，非特邪气之扰，亦真气之衰也。麻黄、桂枝，所以散邪；人参、当归，所以养正；石膏合杏仁，助散邪之力；甘草合干姜，为复气之需，乃攻补兼行之法也。

《千金》三黄汤

治中风，手足拘急，百节疼痛，烦热心乱，恶寒经日，不欲饮食。

麻黄（五分） 独活（四分） 细辛 黄芪（各二分） 黄芩（三分）

上五味，以水六升，煮取二升，分温三服。一服小汗出，二服大汗出。心热加大黄二分，腹满加枳实一枚，气逆加人参三分，悸加牡蛎三分，渴加栝蒌根三分，先有寒，加附子一枚。

《近效》术附汤

治风虚，头重眩，苦极，不知食味，暖肌补中，益精气。

白术（一两）　附子（一枚半，炮，去皮）　甘草（一两，炙）

上三味，剉，每五钱匕，姜五片，枣一枚，水盏半，煎七分，去滓，温服。

崔氏八味丸

治脚气上入少腹不仁。

熟地黄（八两）　山茱萸　山药（各四两）　泽泻　茯苓　牡丹皮（各三两）　桂枝　附子（各一两，炮）

上八味，末之，炼蜜和丸，梧子大，酒下十五丸，日再服。

肾之脉，起于足，而入于腹。肾气不治，湿寒之气，随经上入，聚于少腹，为之不仁。是非驱湿散寒之剂所可治者，须以肾气丸补肾中之气，以为生阳化湿之用也。

《千金》越婢加术汤

治肉极热，则身体津脱，腠理开，汗大泄，厉风气，下焦脚弱。

麻黄（六两）　石膏（半斤）　生姜（二两）　甘草（二两）　白术（四两）　大枣（十五枚）

上六味，以水六升，先煮麻黄，去上沫，内诸药，煮取三升，分温三服。恶风，加附子一枚，炮。

血痹虚劳病脉证并治第六

问曰：血痹之病，从何得之？

师曰：夫尊荣人，骨弱肌肤盛，重因疲劳汗出，卧不时动摇，加被微风，遂得之。但以脉自微，涩在寸口，关上小紧，宜针引阳气，令脉和紧去，则愈。

阳气者，卫外而为固也。乃因疲劳汗出，而阳气一伤；卧不时动摇，而阳气再伤，于是风气虽微，得以直入血中而为痹。经云：邪入于阴，则痹也。脉微为阳微，涩为血滞，紧则邪之征也。血中之邪，始以阳气伤而得入，终必得阳气通而后出。而痹之为病，血既以风入而痹于外，阳亦以血痹而止于中，故必针以引阳使出，阳出而邪去，邪去而脉紧乃和，血痹乃通。以是知血分受痹，不当独治其血矣。

血痹，阴阳俱微，寸口关上微，尺中小紧，外证身体不仁，如风痹状，黄芪桂枝五物汤主之。

阴阳俱微，该人迎、趺阳、太溪为言。寸口关上微，尺中小紧，即阳不足而阴为痹之象，不仁者，肢体顽痹，痛痒不觉，如风痹状，而实非风也。黄芪桂枝五物，和营之滞，助卫之行，亦针引阳气之意。以脉阴阳俱微，故不可针而可药，经所谓"阴阳形气俱不足者，勿刺以针，而调以甘药"也。

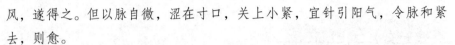

黄芪桂枝五物汤方

黄芪（三两）　芍药（三两）　桂枝（三两）　生姜（六两）　大枣（十二枚）

上五味，以水六升，煮取二升，温服七合，日三服。

夫男子平人，脉大为劳，脉极虚亦为劳。

阳气者，烦劳则张，故脉大；劳则气耗，故脉极虚。李氏曰：脉大非气盛也，重按必空濡。大者，劳脉之外暴者也；极虚者，劳脉之内衰者也。

男子面色薄，主渴及亡血，卒喘悸，脉浮者，里虚也。

渴者，热伤阴气；亡血者，不华于色。故面色薄者，知其渴及亡血也。李氏曰：劳者气血俱耗，气虚则喘，血虚则悸。卒者，猝然见此病也。脉浮为里虚，以劳则真阴失守，孤阳无根，气散于外，而精夺于内也。

男子脉虚沉弦，无寒热，短气里急，小便不利，面色白，时目瞑，兼衄，少腹满，此为劳使之然。

劳之为病，其脉浮大，手足烦，春夏剧，秋冬差，阴寒精自出，酸削不能行，男子脉浮弱而涩，为无子，精气清冷。

脉虚沉弦者，劳而伤阳也，故为短气里急，为小便不利，少腹满，为面色白；而其极则并伤其阴，而目瞑，兼衄。目瞑，目不明也。脉浮者，劳而伤阴也，故为手足烦，为酸削不能行，为春夏剧而秋冬差。而其极则并伤其阳，而阴寒精自出，此阴阳互根，自然之道也。若脉浮弱而涩，则精气交亏，而清冷不温，此得之天禀薄弱，故当无子。

夫失精家，少腹弦急，阴头寒，目眩发落，脉极虚芤迟，为清谷、亡血、失精。脉得诸芤动微紧，男子失精，女子梦交，桂枝龙骨牡蛎汤主之。

脉极虚芤迟者，精失而虚及其气也，故少腹弦急，阴头寒而目眩。脉得诸芤动微紧者，阴阳并乖而伤及其神与精也，故男子失精，女子梦交。沈氏所谓"劳伤心气，火浮不敛，则为心肾不交，阳泛于上，精孤于下，火不摄水，不交自泄，故病失精；或精虚，心相内浮，扰精而出，则成梦交"者是也。徐氏曰：桂枝汤，外证得之，能解肌，去邪气；内证得之，能补虚，调阴阳。加龙骨、牡蛎者，以失精、梦交为神精间病，非此不足以收敛其浮越也。

桂枝龙骨牡蛎汤方

桂枝　芍药　生姜（各三两）　　甘草（二两）　　大枣（十二枚）　　龙骨　牡蛎（各三两）

上七味，以水七升，煮取三升，分温三服。

天雄散方

天雄（三两，炮）　　白术（八两）　　桂枝（六两）　　龙骨（三两）

上四味，杵为散，酒服半钱匕，日三服。不知，稍增之。

按：此疑亦后人所附，为补阳摄阴之用也。

男子平人，脉虚弱细微者，喜盗汗也。

人年五六十，其病脉大者，痹侠背行，若肠鸣、马刀、侠瘿者，皆为劳得之。

金匮要略心典

111

脉沉小迟，名脱气，其人疾行则喘喝，手足逆寒，腹满，甚则溏泄，食不消化也。

脉弦而大，弦则为减，大则为芤，减则为寒，芤则为虚，虚寒相搏，此名为革，妇人则半产、漏下，男子则亡血、失精。

平人，不病之人也。脉虚弱细微，则阴阳俱不足矣。阳不足者不能固，阴不足者不能守，是其人必善盗汗。人年五六十，精气衰矣，而病脉反大者，是其人当有风气也。痹侠背行，痹之侠脊者，由阳气不足，而邪气从之也。若肠鸣、马刀、侠瘿者，阳气以劳而外张，火热以劳而上逆，阳外张则寒动于中而为腹鸣，火上逆则与痰相搏而为马刀、侠瘿。李氏曰：瘿生乳腋下，曰马刀；又夹生颈之两旁者，为侠瘿。侠者，挟也。马刀，蛎蛤之属。疮形似之，故名马刀。瘿，一作"缨"，发于结缨之处。二疮一在颈，一在腋下，常相联系，故俗名疬串。脉沉小迟，皆阴象也，三者并见，阴盛而阳乃亡矣，故名脱气。其人疾行则喘喝者，气脱而不固也。由是外无气而手足逆冷，胃无气而腹满，脾无气而溏泄食不化，皆阳微气脱之证也。脉弦者，阳不足，故为减为寒；脉大者，阴不足，故为芤为虚。阴阳并虚，外强中干，此名为革，又变革也。妇人半产、漏下，男子亡血、失精，是皆失其产乳生育之常矣，故名曰革。

虚劳里急，悸，衄，腹中痛，梦失精，四肢酸疼，手足烦热，咽干口燥，小建中汤主之。

此和阴阳，调营卫之法也。夫人生之道，曰阴曰阳，阴阳和平，百疾不生。若阳病，不能与阴和，则阴以其寒独行，为里急，为腹中痛，而实非阴之盛也；阴病，不能与阳和，则阳以其热独行，为手足烦热，为咽干口燥，而实非阳之炽也。昧者以寒攻热，以热攻寒，寒热内贼，其病益甚。惟以甘酸辛药，和合成剂，调之使和，则阳就于阴，而寒以温；阴就于阳，而热以和。医之所以贵识其大要也，岂徒云"寒可治热，热可治寒"而已哉？

或问：和阴阳，调营卫，是矣。而必以建中者，何也？

曰：中者，脾胃也。营卫生成于水谷，而水谷转输于脾胃，故中气立，则营卫流行，而不失其和。又，中者，四运之轴，而阴阳之机也。故中气立，则阴阳相循，如环无端，而不极于偏。是方甘与辛合而生阳，酸得甘助而生阴，阴阳相生，中气自立。是故求阴阳之和者，必于中气；求中气之立者，必以建中也。

小建中汤方

桂枝（三两） 甘草（二两） 芍药（六两） 大枣（十二枚） 生姜（三两） 饴糖（一升）

上六味，以水七升，煮取三升，去滓，内胶饴，更上微火消解，温服一升，日三服。

虚劳，里急，诸不足，黄芪建中汤主之。

里急者，里虚脉急，腹中当引痛也。诸不足者，阴阳诸脉并俱不足，而眩悸、喘喝、失精、亡血等证，相因而至也。急者缓之，必以甘；不足者补之，必以温。而充虚塞空，则黄芪尤有专长也。

黄芪建中汤方

即小建中汤内加黄芪一两半，余依上法。气短胸满者，加生姜；腹满者，去枣，加茯苓一两半；及疗肺虚损不足，补气，加半夏三两。

虚劳腰痛，少腹拘急，小便不利者，八味肾气丸主之。

下焦之分，少阴主之。少阴虽为阴脏，而中有元阳，所以温经脏，行阴阳，司开合者也。虚劳之人，损伤少阴肾气，是以腰痛，少腹拘急，小便不利，程氏所谓"肾间动气已损"者是矣。八味肾气丸，补阴之虚，可以生气；助阳之弱，可以化水，乃补下治下之良剂也。

八味肾气丸方 （见"妇人杂病"）

虚劳诸不足，风气百疾，薯蓣丸主之。

虚劳证，多有挟风气者，正不可独补其虚，亦不可着意去风气。仲景以参、地、芎、归、苓、术补其气血，胶、麦、姜、枣、甘、芍益其营卫，而以桔梗、杏仁、桂枝、防风、柴胡、白蔹、黄卷、神曲去风行气。其用薯蓣最多者，以其不寒不热，不燥不滑，兼擅补虚去风之长，故以为君，谓必得正气理而后风气可去耳。

金匮要略心典

113

薯蓣丸方

薯蓣（三十分）　人参（七分）　白术（六分）　茯苓（五分）　甘草（二十八分）　当归（十分）　干地黄（十分）　芍药（六分）　芎䓖（六分）　麦冬（六分）　阿胶（七分）　干姜（三分）　大枣（百枚，为膏）　桔梗（五分）　杏仁（六分）　桂枝（十分）　防风（六分）　神曲（十分）　豆黄卷（十分）　柴胡（五分）　白蔹（二分）

上二十一味，末之，炼蜜和丸，如弹子大。空腹，酒服一丸，一百丸为剂。

虚劳，虚烦不得眠，酸枣仁汤主之。

人寤则魂寓于目，寐则魂藏于肝。虚劳之人，肝气不荣，则魂不得藏，魂不藏，故不得眠。酸枣仁补肝敛气，宜以为君。而魂既不归容，必有浊痰、燥火，乘间而袭其舍者，烦之所由作也。故以知母、甘草清热滋燥，茯苓、川芎行气除痰，皆所以求肝之治，而宅其魂也。

酸枣仁汤方

酸枣仁（二升）　甘草（一两）　知母　茯苓（各二两）　芎䓖（一两）

上五味，以水八升，煮酸枣仁，得六升，内诸药，煮取三升，分温三服。

五劳虚极羸瘦，腹满不能饮食，食伤，忧伤，饮伤，房室伤，饥伤，劳伤，经络营卫气伤，内有干血，肌肤甲错，两目黯黑。缓中补虚，大黄䗪虫丸主之。

虚劳症，有挟外邪者，如上所谓风气百疾是也；有挟瘀郁者，则此所谓五劳诸伤，内有干血者是也。夫风气不去，则足以贼正气，而生长不荣；干血不去，则足以留新血，而渗灌不周。故去之不可不早也。此方润以濡其干，虫以动其瘀，通以去其闭，而仍以地黄、芍药、甘草和养其虚，攻血而不专主于血，一如薯蓣丸之去风而不着意于风也。喻氏曰：此世俗所称干血劳之良治也，血瘀于内，手足脉相失者宜之，兼入琼玉膏补润之剂尤妙。

大黄䗪虫丸方

大黄（十分，蒸）　黄芩（二两）　甘草（三两）　桃仁（一升）　杏仁（一升）　芍药（四两）　干地黄（十两）　干漆（一两，烧，令烟尽）　虻虫（一升，去翅、足，熬）　水蛭（百枚，熬）　蛴螬（百枚，熬）　䗪虫（半升，熬）

上十二味，末之，炼蜜和丸，小豆大，酒服五丸，日三服。

附方：

《千金翼》炙甘草汤

治虚劳不足，汗出而闷，脉结，悸，行动如常，不出百日。危急者，十一日死。

甘草（四两，炙）　桂枝　生姜（各三两）　麦冬（半升）　麻仁（半升）　人参　阿胶（各三两）　大枣（三十枚）　生地黄（一斤）

上九味，以酒七升，水八升，先煮八味，取三升，去滓，内胶消尽，温服一升，日三服。

脉结是营气不行，悸则血亏而心无所养，营滞血亏，而更出汗，岂不立槁乎？故虽行动如常，断云"不出百日"，知其阴亡而阳绝也。人参、桂枝、甘草、生姜，行身之阳；胶、麦、麻、地，行身之阴，盖欲使阳得复行阴中，而脉自复也。后人只喜用胶、地等，而畏姜、桂，岂知阴凝燥气，非阳不能化耶？（徐氏）

《肘后》獭肝散

治冷劳。又主鬼疰，一门相染。

獭肝一具，炙干，末之，水服方寸匕，日三服。

肺痿肺痈咳嗽上气病脉证治第七

问曰：热在上焦者，因咳为肺痿。肺痿之病，从何得之？

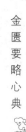

师曰：或从汗出，或从呕吐，或从消渴，小便利数，或从便难，又被快药下利，重亡津液，故得之。

曰：寸口脉数，其人咳，口中反有浊唾涎沫者何？

师曰：为肺痿之病。若口中辟辟燥，咳即胸中隐隐痛，脉反滑数，此为肺痈。咳唾脓血，脉数虚者为肺痿，数实者为肺痈。

此设为问答，以辨肺痿、肺痈之异。"热在上焦"二句，见《五脏风寒积聚篇》，盖师有是语，而因之以为问也。汗出、呕吐、消渴、二便下多，皆足以亡津液而生燥热，肺虚且热，则为痿矣。口中反有浊唾涎沫者，肺中津液为热所迫而上行也。或云"肺既痿而不用，则饮食游溢之精气，不能分布诸经，而但上溢于口"，亦通。口中辟辟燥者，魏氏以为肺痈之痰涎脓血，俱蕴蓄结聚于肺脏之内，故口中反干燥，而但辟辟作空响燥咳而已。然按下肺痈条亦云：其人咳，咽燥不渴，多唾浊沫。则肺痿、肺痈二证多同，惟胸中痛、脉滑数、唾脓血，则肺痈所独也。比而论之，痿者，萎也，如草木之萎而不荣，为津烁而肺焦也；痈者，壅也，如土之壅而不通，为热聚而肺也。故其脉有虚实不同，而其数则一也。

问曰：病咳逆，脉之，何以知此为肺痈？当有脓血，吐之则死，其脉何类？

师曰：寸口脉，微而数，微则为风，数则为热，微则汗出，数则恶寒。风中于卫，呼气不入；热过于营，吸而不出。风伤皮毛，热伤血脉。风舍于肺，其人则咳，口干喘满，咽燥不渴，多唾浊沫，时时振寒；热之所过，血为之凝滞，蓄结痈脓，吐如米粥。始萌可救，脓成则死。

此原肺痈之由，为风热蓄结不解也。凡言风脉，多浮或缓，此云微者，风入营而增热，故脉不浮而反微，且与数俱见也。微则汗出者，气伤于热也；数则恶寒者，阴反在外也。呼气不入者，气得风而浮，利出而艰入也；吸而不出者，血得热而壅，气亦为之不伸也。肺热而壅，故口干而喘满；热在血中，故咽燥而不渴；且肺被热迫，而反从热化，为多唾浊沫；热盛于里，而外反无气，为时时振寒。由是，热蓄不解，血凝不通，而痈脓成矣。吐如米粥，未必便是死证；至浸淫不已，肺叶腐败，则不可治矣，故曰"始萌可救，脓成则死"。

上气，面浮肿，肩息，其脉浮大，不治。又加利尤甚。

上气喘而躁者，此为肺胀，欲作风水，发汗则愈。

上气，面浮肿，肩息，气但升而不降矣。脉复浮大，则阳有上越之机，脉偏盛者，偏绝也。又加下利，是阴复从下脱矣。阴阳离决，故当不治。肩息，息摇肩也。

上气喘而躁者，水性润下，风性上行，水为风激，气凑于肺，所谓激而行之，可使在山者也，故曰"欲作风水"。发汗令风去，则水复其润下之性矣，故愈。

肺痿，吐涎沫而不咳者，其人不渴，必遗尿，小便数。所以然者，以上虚不能制下故也。此为肺中冷，必眩，多涎唾，甘草干姜汤以温之。若服汤已渴者，属消渴。

此举肺痿之属虚冷者，以见病变之不同。盖肺为娇脏，热则气烁，故不用而痿；冷则气沮，故亦不用而痿也。遗尿，小便数者，肺金不用而气化无权，斯膀胱无制而津液不藏也。头眩，多涎唾者，经云"上虚则眩"，又云"上焦有寒，其口多涎"也。甘草、干姜，甘辛合用，为温肺复气之剂。服后，病不去而加渴者，则属消渴。盖小便数而渴者，为消；不渴者，非下虚，即肺冷也。

甘草干姜汤方

甘草（四两，炙）　干姜（二两，炮）

上㕮咀，以水三升，煮取一升五合，去滓，分温再服。

咳而上气，喉中水鸡声，射干麻黄汤主之。

咳而上气，肺有邪，则气不降而反逆也。肺中寒饮，上入喉间，为呼吸之气所激，则作声如水鸡。射干、紫菀、款冬降逆气，麻黄、细辛、生姜发邪气，半夏消饮气，而以大枣安中，五味敛肺，恐劫散之药，并伤及其正气也。

射干麻黄汤方

射干（三两）　麻黄　生姜（各四两）　细辛　紫菀　款冬花（各三两）大枣（七枚）　半夏（半升）　五味（半升）

上九味，以水一斗二升，先煮麻黄两沸，去上沫，内诸药，煮取三升，分温三服。

咳逆上气，时时吐浊，但坐不得眠，皂荚丸主之。

浊，浊痰也。时时吐浊者，肺中之痰随上气而时出也。然痰虽出而满不减，则其本有固而不拔之势，不迅而扫之，不去也。皂荚，味辛入肺，除痰之力最猛；饮以枣膏，安其正也。

皂荚丸方

皂荚（八两，刮去皮，酥炙）

上一味，末之，蜜丸，梧子大，以枣膏和，汤服三丸，日三夜一服。

咳而脉浮者，厚朴麻黄汤主之。咳而脉沉者，泽漆汤主之。

此不详见证，而但以脉之浮沉为辨，而异其治。按：厚朴麻黄汤与小青龙加石膏汤大同，则散邪蠲饮之力居多；而厚朴辛温，亦能助表；小麦甘平，则同五味敛安正气者也。泽漆汤，以泽漆为主，而以白前、黄芩、半夏佐之，则下趋之力较猛；虽生姜、桂枝之辛，亦只为下气降逆之用而已，不能发表也。仲景之意，盖以咳皆肺邪，而脉浮者气多居表，故驱之使从外出为易；脉沉者气多居里，故驱之使从下出为易，亦因势利导之法也。

厚朴麻黄汤方

厚朴（五两）　麻黄（四两）　石膏（如鸡子大）　杏仁（半升）　半夏（六升）　干姜　细辛（各二两）　小麦（一升）　五味（半升）

上九味，以水一斗二升，先煮小麦熟，去滓，内诸药，煮取三升，温服一升，日三服。

泽漆汤方

半夏（半升）　泽漆（三升，以东流水五斗，煮取一斗五升）　紫参　生姜　白前（各五两）　甘草　黄芩　人参　桂枝（各三两）

上九味，㕮咀，内泽漆汤中，煮取五升，温服五合，至夜尽。

火逆上气，咽喉不利。止逆下气，麦门冬汤主之。

火热挟饮致逆，为上气，为咽喉不利，与表寒挟饮上逆者悬殊矣。故以麦冬之寒治火逆，半夏之辛治饮气，人参、甘草之甘以补益中气。盖从外来者，其气多实，故以攻发为急；从内生者，其气多虚，则以补养为主也。

麦门冬汤方

麦门冬（七升）　半夏（一升）　人参　甘草（各二两）　粳米（三合）
大枣（十二枚）

上六味，以水一斗二升，煮取六升，温服一升，日三夜一服。

肺痈，喘不得卧，葶苈大枣泻肺汤主之。

肺痈，喘不得卧，肺气被迫，亦已甚矣。故须峻药顿服，以逐其邪。葶苈苦寒，入肺泄气闭；加大枣甘温，以和药力，亦犹皂荚丸之饮以枣膏也。

葶苈大枣泻肺汤方

葶苈（熬令黄色，捣，丸如鸡子大）　大枣（十二枚）

上先以水三升，煮枣，取二升，去枣，内葶苈，煮取一升，顿服。

咳而胸满，振寒脉数，咽干不渴，时出浊唾腥臭，久久吐脓如米粥者，为肺痈，桔梗汤主之。

此条见证，具如前第二条所云，乃肺痈之的证也。此病为风热所壅，故以桔梗开之；热聚则成毒，故以甘草解之。而甘倍于苦，其力似乎太缓，意其痈脓已成，正伤毒溃之时，有非峻剂所可排击者，故药不嫌轻耳。后附《外台》桔梗白散，治证与此正同，方中桔梗、贝母同用，而无甘草之甘缓，且有巴豆之毒热，似亦以毒攻毒之意。然非病盛气实，非峻药不能为功者，不可侥幸一试也。是在审其形之肥瘠，与病之缓急，而善其用焉。

桔梗汤方

桔梗（一两）　甘草（二两）

上以水三升，煮取一升，分温再服，则吐脓血也。

咳而上气，此为肺胀，其人喘，目如脱状，脉浮大者，越婢加半夏汤主之。

外邪内饮，填塞肺中，为胀为喘，为咳而上气。越婢汤，散邪之力多，而蠲饮之力少，故以半夏辅其未逮。不用小青龙者，以脉浮且大，病属阳热，故利辛寒，不利辛热也。目如脱状者，目睛胀突，如欲脱落之状，壅气使然也。

越婢加半夏汤方

麻黄（六两）　石膏（半斤）　生姜（三两）　大枣（十五枚）　甘草（二两）　半夏（半升）

上六味，以水六升，先煮麻黄，去上沫，内诸药，煮取三升，分温三服。

肺胀，咳而上气，烦躁而喘，脉浮者，心下有水，小青龙加石膏汤主之。

此亦外邪内饮相搏之证，而兼烦躁，则挟有热邪，麻、桂药中必用石膏，如大青龙之例也。又，此条见证，与上条颇同，而心下寒饮，则非温药不能开而去之，故不用越婢加半夏，而用小青龙加石膏，温寒并进，水热俱捐，于法尤为密矣。

小青龙加石膏汤方

麻黄　芍药　桂枝　细辛　干姜　甘草（各三两）　五味　半夏（各半升）　石膏（二两）

上九味，以水一斗，先煮麻黄，去上沫，内诸药，煮取三升，强人服一升，羸者减之，日三服。小儿服四合。

附方：

《外台》炙甘草汤

治肺痿涎唾多，心中温温液液者。（方见"虚劳"）

《千金》甘草汤方

甘草一味，以水三升，煮减半，分温三服。

《千金》生姜甘草汤

治肺痿，咳唾涎沫不止，咽燥而渴。

生姜（五两）　人参（三两）　甘草（四两）　大枣（十五枚）

上四味，以水七升，煮取三升，分温三服。

《千金》桂枝去芍药加皂荚汤

治肺痿，吐涎沫。

桂枝　生姜（各三两）　甘草（二两）　大枣（十枚）　皂荚（一枚，去皮、子，炙焦）

上五味，以水七升，微火煮取三升，分温三服。

按：以上诸方，俱用辛甘温药，以肺既枯痿，非湿剂可滋者，必生气行气以致其津，盖津生于气，气至则津亦至也。又，方下俱云"吐涎沫多不止"，则非无津液也，乃有津液而不能收摄分布也，故非辛甘温药不可。加皂荚者，兼有浊痰也。

《外台》桔梗白散

治咳而胸满振寒，脉数，咽干不渴，时出浊唾腥臭，久久吐脓如米粥者，为肺痈。

桔梗　贝母（各三两）　巴豆（一分，去皮，熬，研如脂）

上三味，为散，强人饮服半钱匕，羸者减之。病在膈上者吐脓，在膈下者泻出。若下多不止，饮冷水一杯，则定。

《千金》苇茎汤

治咳有微热，烦满，胸中甲错，是为肺痈。

苇茎（二升）　薏苡仁（半升）　桃仁（五十粒）　瓜瓣（半升）

上四味，以水一斗，先煮苇茎，得五升，去滓，内诸药，煮取二升，服一升，再服，当吐如脓。

按：此方具下热散结通瘀之力，而重不伤峻，缓不伤懈，可以补桔梗汤、桔梗白散二方之偏，亦良法也。

葶苈大枣泻肺汤

治肺痈，胸满胀，一身面目浮肿，鼻塞清涕出，不闻香臭酸辛，咳逆上气，喘鸣迫塞。（方见上。三日一剂，可至三四剂。先服小青龙汤一剂，乃进）

按：此方原治肺痈，喘不得卧，此兼面目浮，鼻塞清涕，则肺有表邪宜散，故先服小青龙一剂，乃进。

又按：肺痈诸方，其于治效，各有专长。如葶苈大枣，用治痈之始萌而未成者，所谓乘其未集而击之也；其苇茎汤，则因其乱而逐之者耳；桔梗汤，剿抚兼行，而意在于抚，洵为王者之师；桔梗白散，则捣坚之锐师也。比而观之，审而行之，庶几各当而无误矣。

卷 中

奔豚气病脉证治第八

师曰：病有奔豚，有吐脓，有惊怖，有火邪，此四部病，皆从惊发得之。

奔豚，具如下文。吐脓，有咳与呕之别，其从惊得之旨未详。惊怖，即惊恐，盖病从惊得，而惊气即为病气也。火邪，见后"惊悸部"，及《伤寒·太阳篇》云"太阳病，以火熏之，不得汗，其人必躁，到经不解，必圊血，名为火邪"，然未尝云从惊发也。《惊悸篇》云"火邪者，桂枝去芍药加蜀漆牡蛎龙骨救逆汤主之"，此亦是因火邪而发惊，非因惊而发火邪也。即后奔豚证治三条，亦不必定从惊恐而得，盖是证有杂病、伤寒之异，从惊恐得者，杂病也；从发汗及烧针被寒者，伤寒也。其吐脓、火邪二病，仲景必别有谓，姑阙之以俟知者。

或云：东方肝木，其病发惊骇。四部病皆以肝为主，奔豚、惊怖皆肝自病，奔豚因惊而发病，惊怖即惊以为病也。吐脓者，肝移热于胃，胃受热而生痈脓也。火邪者，木中有火，因惊而发，发则不特自燔，且及他脏也。亦通。

师曰：奔豚病，从少腹上冲咽喉，发作欲死，复还止，皆从惊恐得之。

前云惊发，此兼言恐者，肾伤于恐，而奔豚为肾病也。豚，水畜也。肾，水脏也。肾气内动，上冲胸喉，如豕之突，故名奔豚。亦有从肝病得者，以肾肝同处下焦，而其气并善上逆也。

奔豚，气上冲胸，腹痛，往来寒热，奔豚汤主之。

此奔豚气之发于肝邪者，往来寒热，肝脏有邪，而气通于少阳也。肝欲散，以姜、夏、生葛散之；肝苦急，以甘草缓之；芎、归、芍药理其血，黄芩、李根下其气。桂、苓为奔豚主药，而不用者，病不由肾发也。

奔豚汤方

　　甘草　芎䓖　当归　黄芩　芍药（各二两）　半夏　生姜（各四两）
生葛（五两）　甘李根白皮（一升）

　　上九味，以水二斗，煮取五升，温服一升，日三夜一服。

　　发汗后，烧针令其汗，针处被寒，核起而赤者，必发奔豚，气从少腹上至心，灸其核上各一壮，与桂枝加桂汤主之。

　　此肾气乘外寒而动，发为奔豚者。发汗后，烧针复汗，阳气重伤，于是外寒从针孔而入通于肾，肾气乘外寒而上冲于心，故须灸其核上，以杜再入之邪；而以桂枝汤外解寒邪，加桂内泄肾气也。

桂枝加桂汤方

　　桂枝（五两）　芍药　生姜（各三两）　甘草（二两，炙）　大枣（十二枚）

　　上五味，以水七升，微火煮取三升，去滓，服一升。

　　发汗后，脐下悸者，欲作奔豚，茯苓桂枝甘草大枣汤主之。

　　此发汗后，心气不足，而后肾气乘之，发为奔豚者。脐下先悸，此其兆也。桂枝能伐肾邪，茯苓能泄水气；然欲治其水，必益其土，故又以甘草、大枣补其脾气。甘澜水者，扬之令轻，使不益肾邪也。

茯苓桂枝甘草大枣汤方

　　茯苓（半斤）　甘草（二两）　大枣（十五枚）　桂枝（四两）

　　上四味，以甘澜水一斗，先煮茯苓，减二升，内诸药，煮取三升，去滓，温服一升，日三服。（甘澜水法：取水二斗，置大盆内，以杓扬之，上有珠子五六千颗相逐，取用之也）

胸痹心痛短气病脉证治第九

师曰：夫脉当取太过、不及，阳微阴弦，即胸痹而痛，所以然者，责其极虚也。今阳虚，知在上焦，所以胸痹心痛者，以其阴弦故也。

阳微，阳不足也；阴弦，阴太过也。阳主开，阴主闭，阳虚而阴干之，即胸痹而痛。痹者，闭也。夫上焦为阳之位，而微脉为虚之甚，故曰"责其极虚"。以虚阳而受阴邪之击，故为心痛。

平人无寒热，短气不足以息者，实也。

平人，素无疾之人也。无寒热，无新邪也。而乃短气不足以息，当是里气暴实，或痰，或食，或饮，碍其升降之气而然。盖短气有从素虚宿疾而来者，有从新邪暴遏而得者，二端并否，其为里实无疑。此审因察病之法也。

胸痹之病，喘息，咳唾，胸背痛，短气，寸口脉沉而迟，关上小紧数，栝蒌薤白白酒汤主之。

胸中，阳也；而反痹，则阳不用矣。阳不用，则气之上下不相顺接，前后不能贯通，而喘息、咳唾、胸背痛、短气等证见矣。更审其脉，寸口亦阳也，而沉迟，则等于微矣；关上小紧，亦阴弦之意，而反数者，阳气失位，阴反得而主之，《易》所谓"阴凝于阳"，《书》所谓"牝鸡司晨"也。是当以通胸中之阳为主，薤白、白酒辛以开痹，温以行阳；栝蒌实者，以阳痹之处，必有痰浊阻其间耳。

栝蒌薤白白酒汤方

栝蒌实（一枚，捣）　薤白（半升）　白酒（七升）

上三味，同煮，取二升，分温再服。

胸痹不得卧，心痛彻背者，栝蒌薤白半夏汤主之。

胸痹不得卧，是肺气上而不下也；心痛彻背，是心气塞而不和也，其痹为尤甚矣。所以然者，有痰饮以为之援也，故于胸痹药中，加半夏以逐痰饮。

栝蒌薤白半夏汤方

栝蒌实（一枚，捣）　薤白（三两）　半夏（半升）　白酒（一斗）

上四味，同煮，取四升，温服一升，日三服。

胸痹，心中痞气，气结在胸，胸满，胁下逆抢心，枳实薤白桂枝汤主之，人参汤亦主之。

心中痞气，气痹而成痞也。胁下逆抢心，气逆不降，将为中之害也。是宜急通其痞结之气，否则速复其不振之阳。盖去邪之实，即以安正；养阳之虚，即以逐阴。是在审其病之久暂，与气之虚实而决之。

栝蒌薤白桂枝汤方

枳实（四枚）　薤白（半升）　桂枝（一两）　厚朴（四两）　栝蒌实（一枚，捣）

上五味，以水五升，先煮枳实、厚朴，取二升，去滓，内诸药，煮数沸，分温三服。

人参汤方

人参　甘草　干姜　白术（各三两）

上四味，以水八升，煮取三升，温服一升，日三服。

胸痹，胸中气塞，短气，茯苓杏仁甘草汤主之，橘枳生姜汤亦主之。

此亦气闭、气逆之证，视前条为稍缓矣。二方皆下气散结之剂，而有甘淡、苦辛之异，亦在酌其强弱而用之。

茯苓杏仁甘草汤方

茯苓（三两）　杏仁（五十个）　甘草（一两）

上三味，以水一斗，煮取五升，温服一升，日三服。不差，更服。

橘枳生姜汤方

橘皮（一斤）　　枳实（三两）　　生姜（半斤）

上三味，以水五升，煮取二升，分温再服。

胸痹缓急者，薏苡附子散主之。

阳气者，精则养神，柔则养筋。阳痹不用，则筋失养，而或缓或急，所谓"大筋软短，小筋弛长"者是也。故以薏苡仁舒筋脉，附子通阳痹。

薏苡附子散方

薏苡仁（十五两）　　大附子（十枚，炮）

上二味，杵为散，服方寸匕，日三服。

心中痞，诸逆，心悬痛，桂枝生姜枳实汤主之。

诸逆，该痰饮、客气而言。心悬痛，谓如悬物动摇而痛，逆气使然也。桂枝、枳实、生姜，辛以散逆，苦以泄痞，温以祛寒也。

桂枝生姜枳实汤方

桂枝　生姜（各三两）　　枳实（五两）

上三味，以水六升，煮取三升，分温三服。

心痛彻背，背痛彻心，乌头赤石脂丸主之。

心背彻痛，阴寒之气遍满阳位，故前后牵引作痛。沈氏云：邪感心包，气应外俞，则心痛彻背；邪袭背俞，气从内走，则背痛彻心；俞脏相通，内外之气相引，则心痛彻背，背痛彻心，即经所谓"寒气客于背俞之脉，其俞注于心，故相引而痛"是也。乌、附、椒、姜，同力协济，以振阳气而逐阴邪；取赤石脂者，所以安心气也。

乌头赤石脂丸方

乌头（一分，炮）　　蜀椒　干姜（各一两）　　附子（半两）　　赤石脂（一两）

上五味，末之，蜜丸，如桐子大。先食，服一丸，日三服。不知，稍加服。

附方：

九痛丸

治九种心疼。

附子（三两，炮）　生野狼牙　巴豆（去皮，熬，研如膏）　干姜　吴茱萸　人参（各一两）

上六味，末之，炼蜜丸，如梧子大。酒下，强人初服三丸，日三服；弱者二丸。兼治卒中恶，腹胀，口不能言；又治连年积冷，流注心胸痛；并冷冲、上气、落马、坠车、血疾等皆主之。忌口如常法。

按：九痛者，一虫，二注，三风，四悸，五食，六饮，七冷，八热，九去来痛是也。而并以一药治之者，岂痛虽有九，其因于积冷结气所致者多耶？

腹满寒疝宿食病脉证治第十

趺阳脉微弦，法当腹满，不满者必便难，两胠疼痛，此虚寒从下上也，当以温药服之。

趺阳，胃脉也。微弦，阴象也。以阴加阳，脾胃受之，则为腹满。设不满，则阴邪必旁攻胠胁，而下闭谷道，为便难，为两胠疼痛。然其寒不从外入，而从下上，则病自内生，所谓肾虚则寒动于中也，故不当散而当温。

病者腹满，按之不痛为虚，痛者为实，可下之。舌黄未下者，下之，黄自去。

腹满，按之不痛者，无形之气，散而不收，其满为虚；按之而痛者，有形之邪，结而不行，其满为实。实者可下，虚者不可下也。舌黄者，热之征，下之实去，则黄亦去。

腹满时减，复如故，此为寒，当与温药。

腹满不减者，实也；时减，复如故者，腹中寒气得阳而暂开，得阴而复合也。此亦寒从内生，故曰"当与温药"。

病者痿黄，燥而不渴，胸中寒实，而利不止者，死。

痿黄，脾虚而色败也。气不至，故燥。中无阳，故不渴。气竭阳衰，中土已败，而复寒结于上，脏脱于下，何恃而可以通之、止之乎？故死。

寸口脉弦者，即胁下拘急而痛，其人啬啬恶寒也。

寸口脉弦，亦阴邪加阳之象，故胁下拘急而痛；而寒从外得，与趺阳脉弦之两胠疼痛有别，故彼兼便难，而此有恶寒也。

夫中寒家，喜欠，其人清涕出，发热，色和者，善嚏。

阳欲上而阴引之，则欠；阴欲入而阳拒之，则嚏。中寒者，阳气被抑，故喜欠；清涕出，发热，色和，则邪不能留，故善嚏。

中寒，其人下利，以里虚也。欲嚏不能，此人肚中寒。

中寒而下利者，里气素虚，无为捍蔽，邪得直侵中脏也。欲嚏不能者，正为邪逼，既不能却，又不甘受，于是阳欲动而复止，邪欲去而仍留也。

夫瘦人绕脐痛，必有风冷，谷气不行，而反下之，其气必冲；不冲者，心下则痞。

瘦人脏虚气弱，风冷易入，入则谷气留滞不行，绕脐疼痛，有似里实，而实为虚冷，是宜温药以助脾之行者也。乃反下之，谷出而风冷不与俱出，正乃益虚，邪乃无制，势必犯上无等，否亦窃据中原也。

病腹满，发热十日，脉浮而数，饮食如故，厚朴七物汤主之。

腹满，里有实也。发热，脉浮数，表有邪也。而饮食如故，则当乘其胃气未病而攻之。枳、朴、大黄，所以攻里；桂枝、生姜，所以攻表；甘草、大枣，则以其内外并攻，故以之安脏气，抑以和药气也。

厚朴七物汤方

厚朴（半斤）　甘草　大黄（各三两）　大枣（十枚）　枳实（五枚）
桂枝（二两）　生姜（五两）

上七味，以水一斗，煮取四升，温服八合，日三服。呕者，加半夏五合；下利，去大黄；寒多者，加生姜至半斤。

腹中寒气，雷鸣切痛，胸胁逆满，呕吐，附子粳米汤主之。

下焦浊阴之气，不特肆于阴部，而且逆于阳位，中土虚而堤防撤矣。故以附子辅阳驱阴，半夏降逆止呕，而尤赖粳米、甘、枣，培令土厚，而使敛阴气也。

附子粳米汤方

附子（一枚，炮）　半夏　粳米（各半升）　甘草（一两）　大枣（十枚）

上五味，以水八升，煮米熟汤成，去滓，温服一升，日三服。

痛而闭者，厚朴三物汤主之。

痛而闭，六腑之气不行矣。厚朴三物汤，与小承气同，但承气意在荡实，故君大黄；三物意在行气，故君厚朴。

厚朴三物汤方

厚朴（八两）　大黄（四两）　枳实（五枚）

上三味，以水一斗二升，先煮二味，取五升，内大黄，煮取三升，温服一升，以利为度。

按之心下满痛者，此为实也，当下之，宜大柴胡汤。

按之而满痛者，为有形之实邪，实则可下；而心下满痛，则结处尚高，与腹中满痛不同，故不宜大承气，而宜大柴胡。承气独主里实，柴胡兼通阳痹也。

大柴胡汤方

柴胡（半斤）　黄芩　芍药（各三两）　半夏（半升）　枳实（四枚）
大黄（二两）　大枣（十二枚）　生姜（五两）

上八味，以水一斗二升，煮取六升，去滓，再煎，温服一升，日三服。

腹满不减，减不足言，当下之，宜大承气汤。

减不足言，谓虽减而不足云减，所以形其满之至也，故宜大下。已上三方，虽缓急不同，而攻泄则一，所谓"中满者，泻之于内"也。

大承气汤方 （见"痉病"）

心胸中大寒痛，呕不能饮食，腹中满，上冲皮起，出见有头足，上下痛而不可触近者，大建中汤主之。

心腹寒痛，呕不能食者，阴寒气盛，而中土无权也。上冲皮起，出见有头足，上下痛而不可触近者，阴凝成象，腹中虫物乘之而动也。是宜大建中脏之阳，以胜上逆之阴，故以蜀椒、干姜温胃下虫，人参、饴糖安中益气也。

大建中汤方

蜀椒（二合，炒去汗）　干姜（四两）　人参（一两）

上三味，以水四升，煮取二升，去滓，内胶饴一升，微火煎取二升，分温再服。如一炊顷，可饮粥二升，后更服，当一日食糜粥，温覆之。

胁下偏痛，发热，其脉紧弦，此寒也，以温药下之，宜大黄附子汤。

胁下偏痛而脉紧弦，阴寒成聚，偏著一处，虽有发热，亦是阳气被郁所致。是以非温不能已其寒，非下不能去其结，故曰"宜以温药下之"。程氏曰"大黄苦寒，走而不守，得附子、细辛之大热，则寒性散而走泄之性存"是也。

大黄附子汤方

大黄（三两）　附子（三枚）　细辛（二两）

上三味，以水五升，煮取二升，分温三服。若强人，煮取二升半，分温三服。服后，如人行四五里，进一服。

寒气厥逆，赤丸主之。

寒气厥逆，下焦阴寒之气，厥而上逆也。茯苓、半夏降其逆，乌头、细辛散其寒，真朱体重色正，内之以破阴去逆也。

赤丸方

乌头（二两，炮）　茯苓（四两）　细辛（一两）　半夏（四两）

上四味，末之，内真朱为色，炼蜜为丸，如麻子大。先食饮，酒下三丸，日再夜一服。不知，稍增之，以知为度。

腹满，脉弦而紧，弦则卫气不行，即恶寒；紧则不欲食，邪正相搏，

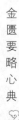

即为寒疝。寒疝绕脐痛，若发则白津出，手足厥冷，其脉沉紧者，大乌头煎主之。

弦紧脉皆阴也，而弦之阴从内生，紧之阴从外得。弦则卫气不行而恶寒者，阴出而痹其外之阳也；紧则不欲食者，阴入而痹其胃之阳也。卫阳与胃阳并衰，而外寒与内寒交盛，由是阴反无畏而上冲，阳反不治而下伏，所谓"邪正相搏，即为寒疝"者也。绕脐痛，发则白津出，手足厥冷，其脉沉紧，皆寒疝之的证。白津，汗之淡而不咸者，为虚汗也。一作"自汗"，亦通。大乌头煎，大辛大热，为复阳散阴之峻剂，故云"不可一日更服"。

大乌头煎

乌头（大者五枚，熬，去皮，不必㕮咀）

上以水三升，煮取一升，去滓，内蜜二升，煎令水气尽，取二升，强人服七合，弱人五合。不差，明日更服，不可一日更服。

寒疝腹中痛，及胁痛里急者，当归生姜羊肉汤主之。

此治寒多而血虚者之法。血虚则脉不荣，寒多则脉绌急，故腹胁痛而里急也。当归、生姜温血散寒，羊肉补虚益血也。

当归生姜羊肉汤方

当归（三两）　生姜（五两）　羊肉（一斤）

上三味，以水八升，煮取三升，温服七合，日三服。若寒多，加生姜成一斤；痛多而呕者，加橘皮二两，白术一两。加生姜者，亦加水五升，煮取三升二合，服之。

寒疝，腹中痛，逆冷，手足不仁，若身疼痛，灸刺诸药不能治，抵当乌头桂枝汤主之。

腹中痛，逆冷，阳绝于里也。手足不仁，或身疼痛，阳痹于外也。此为寒邪兼伤表里，故当表里并治。乌头温里，桂枝解外也。徐氏曰：灸刺诸药不能治者，是或攻其内，或攻其外，邪气牵制不服也。如醉状，则营卫得温而气胜，故曰知。得吐，则阴邪不为阳所容而上出，故为中病。

乌头桂枝汤方

乌头

上一味，以水二升，煎减半，去滓，以桂枝汤二合解之，令得一升后，初服五合；不知，即服三合；又不知，复加至五合。其知者，如醉状；得吐者，为中病。

其脉数而紧，乃弦，状如弓弦，按之不移。脉数弦者，当下其寒；脉紧大而迟者，必心下坚；脉大而紧者，阳中有阴，可下之。

脉数为阳，紧弦为阴，阴阳参见，是寒热交至也。然就寒疝言，则数反从弦，故其数为阴凝于阳之数，非阳气生热之数矣。如就风疟言，则弦反从数，故其弦为风从热发之弦，而非阴气生寒之弦者，与此适相发明也，故曰"脉数弦者，当下其寒"。紧而迟，大而紧，亦然。大虽阳脉，不得为热，正以形其阴之实也，故曰"阳中有阴，可下之"。

附方：

《外台》乌头汤

治寒疝，腹中绞痛，贼风入攻五脏，拘急不得转侧，发作有时，令人阴缩，手足厥逆。（即大乌头煎）

《外台》柴胡桂枝汤

治心腹卒中痛者。

柴胡（四两） 黄芩 人参 芍药 桂枝 生姜（各一两半） 甘草（一两） 半夏（一合半） 大枣（六枚）

上九味，以水六升，煮取三升，温服一升，日三服。

《外台》走马汤

治中恶心痛，腹胀，大便不通。

巴豆（二枚，去皮、心，熬） 杏仁（二枚）

上二味，以绵缠，捶令碎，热汤二合，捻取白汁饮之，当下，老小量之。通治飞尸鬼击病。

问曰：人病有宿食，何以别之？

师曰：寸口脉浮而大，按之反涩，尺中亦微而涩，故知有宿食，大承气汤主之。脉数而滑者，实也，此有宿食，下之愈，宜大承气汤。下利，不欲食者，此有宿食，当下之，宜大承气汤。

寸口脉浮大者，谷气多也。谷多不能益脾，而反伤脾。按之脉反涩者，脾伤而滞，血气为之不利也。尺中亦微而涩者，中气阻滞，而水谷之精气不能逮下也。是因宿食为病，则宜大承气下其宿食。脉数而滑，与浮大同，盖皆有余之象，为谷气之实也。实则可下，故亦宜大承气。谷多则伤脾，而水谷不分；谷停则伤胃，而恶闻食臭。故下利，不欲食者，知其有宿食，当下也。夫脾胃者，所以化水谷而行津气，不可或止者也。谷止则化绝，气止则机息，化绝机息，人事不其顿乎？故必大承气，速去其停谷，谷去则气行，气行则化续，而生以全矣。若徒事消克，将宿食未去，而生气已消，岂徒无益而已哉？

大承气汤方 （见"痉病"）

宿食在上脘，当吐之，宜瓜蒂散。

食在下脘者，当下；食在上脘者，则不当下而当吐，经云"其高者，因而越之"也。

瓜蒂散方

瓜蒂（一分，熬黄） 赤小豆（三分，煮）

上二味，杵为散，以香豉七合，煮取汁，和散一钱匕，温服之。不吐者，少加之，以快吐为度而止。

脉紧如转索无常者，宿食也。脉紧，头痛风寒，腹中有宿食不化也。

脉紧如转索无常者，紧中兼有滑象，不似风寒外感之紧为紧而带弦也。故寒气所束者，紧而不移；食气所发者，乍紧乍滑，如以指转索之状，故曰无常。脉紧，头痛风寒者，非既有宿食而又感风寒也，谓宿食不化，郁滞之气，上为头痛，有如风寒之状，而实为食积类伤寒也。仲景恐人误以为外感而发其汗，故举以示人曰"腹中有宿食不化"，意亦远矣。

五脏风寒积聚病脉证并治第十一

肺中风者，口燥而喘，身运而重，冒而肿胀，肺中寒，吐浊涕。肺死脏，浮之虚，按之弱如葱叶，下无根者，死。

肺中风者，津结而气壅，津结则不上潮而口燥，气壅则不下行而喘也。身运而重者，肺居上焦，治节一身，肺受风邪，大气则伤，故身欲动而弥觉其重也。冒者，清肃失降，浊气反上，为蒙冒也。肿胀者，输化无权，水聚而气停也。肺中寒，吐浊涕者，五液在肺为涕，寒气闭肺窍而蓄脏热，则浊涕从口出也。肺死脏者，肺将死而真脏之脉见也。浮之虚，按之弱如葱叶者，沈氏所谓"有浮上之气，而无下翕之阴"是也。《内经》云：真肺脉至，大而虚，如以毛羽中人肤。亦浮虚中空，而下复无根之象尔。

肝中风者，头目眴，两胁痛，行常伛，令人嗜甘，肝中寒者，两臂不举，舌本燥，善太息，胸中痛，不得转侧，食则吐而汗出也。肝死脏，浮之弱，按之如索不来，或曲如蛇行者，死。

肝为木脏，而风复扰之，以风从风动而上行，为头目眴也。肝脉布胁肋，风胜则脉急，为两胁痛而行常伛也。嗜甘者，肝苦急，甘能缓之，抑木胜而土负，乃求助于其味也。肝中寒，两臂不举者，肝受寒而筋拘急也。徐氏曰"四肢虽属脾，然两臂如枝，木之体也，中寒则木气困，故不举"，亦通。肝脉循喉咙之后，中寒者逼热于上，故舌本燥。肝喜疏泄，中寒则气被郁，故喜太息。太息，长息也。肝脉上行者，挟胃贯膈，故胸痛不能转侧，食则吐而汗出也。浮之弱，不荣于上也。按之如索不来，有伏而不起，劲而不柔之象。曲如蛇行，谓虽左右奔引，而不能夭矫上行，亦伏而劲之意。按：《内经》云"真肝脉至，中外急，如循刀刃责责然，如按琴瑟弦"，与此稍异，而其劲直则一也。

肝著，其人常欲蹈其胸上，先未苦时，但欲饮热，旋覆花汤主之。

肝脏气血郁滞，著而不行，故名肝著。然肝虽著，而气反注于肺，所谓横之病也。故其人常欲蹈其胸上，胸者肺之位，蹈之欲使气内鼓而出肝邪，以肺犹橐籥，抑之则气反出也。先未苦时，但欲饮热者，欲著之气，

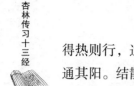

得热则行，迨既著则亦无益矣。旋覆花咸温下气散结，新绛和其血，葱叶通其阳。结散阳通，气血以和，而肝著愈，肝愈而肺亦和矣。

旋覆花汤方

旋覆花（三两）　葱（十四茎）　新绛（少许）

上三味，以水三升，煮取一升，顿服。

心中风者，翕翕发热，不能起，心中饥，食即呕吐。

心中寒者，其人苦病心如啖蒜状，剧者心痛彻背，背痛彻心，譬如虫注，其脉浮者，自吐乃愈。

心伤者，其人劳倦即头面赤而下重，心中痛而自烦，发热，当脐跳，其脉弦，此为心脏伤所致也。

心死脏，浮之实如麻豆，按之益躁疾者，死。

翕翕发热者，心为阳脏，风入而益其热也。不能起者，君主病而百骸皆废也。心中饥，食则呕者，火乱于中，而热格于上也。

心中如啖蒜者，寒束于外，火郁于内，似痛非痛，似热非热，懊恼无奈，甚者心背彻痛也。如虫注者，言其自心而背，自背而心，如虫之往来交注也。若其脉浮，则寒有外出之机，设得吐，则邪去而愈。然此亦气机自动而然，非可以药强吐之也，故曰"其脉浮者，自吐乃愈"。

心伤者，其人劳倦即头面赤而下重，盖血虚者其阳易浮，上盛者下必无气也。心中痛而自烦发热者，心虚失养，而热动于中也。当脐跳者，心虚于上，而肾动于下也。心之平脉，累累如贯珠，如循琅玕；又，胃多微曲，曰心平。今脉弦，是变温润圆利之常，而为长直劲强之形矣，故曰"此为心脏伤所致也"。

经云：真心脉至，坚而搏，如循薏苡子，累累然。与此"浮之实如麻豆，按之益躁疾者"，均为上下坚紧，而往来无情也，故死。

邪哭，使魂魄不安者，血气少也。血气少者，属于心。心气虚者，其人则畏，合目欲眠，梦远行，而精神离散，魂魄妄行。阴气衰者为颠，阳气衰者为狂。

邪哭者，悲伤哭泣，如邪所凭，此其标有稠痰、浊火之殊，而其本则皆心虚而血气少也。于是痞寐恐怖，精神不守，魂魄不居，为颠为狂，势有必至者矣。经云：邪入于阳则狂，邪入于阴则颠。此云"阴气衰者为颠，阳气衰者为狂”，盖必正气虚而后邪气入，经言其为病之故，此言其致病之原也。

脾中风，翕翕发热，形如醉人，腹中烦重，皮目瞤瞤而短气。脾死脏，浮之大坚，按之如覆杯，洁洁状如摇者，死。

风气中脾，外淫肌肉，为翕翕发热；内乱心意，为形如醉人也。脾脉入腹而其合肉，腹中烦重，邪胜而正不用也。皮目瞤瞤而短气，风淫于外，而气阻于中也。李氏曰：风属阳邪，而气疏泄，形如醉人，言其面赤而四肢软也。皮目，上下眼胞也。又曰：脉弱以滑，是有胃气；浮之大坚，则胃气绝，真脏见矣。按之如覆杯，言其外实而中空无有也。徐氏曰：洁洁状如摇，是不能成至而欲倾圮之象，故其动非活动，转非圆转，非脏气将绝而何？故死。

趺阳脉，浮而涩，浮则胃气强，涩则小便数，浮涩相搏，大便则坚，其脾为约，麻仁丸主之。

浮者阳气多，涩者阴气少，而趺阳见之，是为胃强而脾弱。约，约束也，犹弱者受强之约束而气馁也。又，约，小也，胃不输精于脾，脾乃干涩而小也。大黄、枳实、厚朴，所以下令胃弱；麻仁、杏仁、芍药，所以滋令脾厚；用蜜丸者，恐速下而并伤及脾也。

麻仁丸方

麻仁（二升）　芍药（半斤）　大黄（去皮）　枳实（各一斤）　厚朴（一尺，去皮）　杏仁（一升，去皮、尖，熬，别作脂）

上六味，末之，炼蜜和丸，梧子大，饮服十丸，日三服。渐加，以知为度。

肾著之病，其人身体重，腰中冷，如坐水中，形如水状，反不渴，小便自利，饮食如故，病属下焦。身劳汗出，衣里冷湿，久久得之，腰以下冷痛，腹重如带五千钱，甘姜苓术汤主之。

肾受冷湿，著而不去，则为肾著。身重，腰中冷，如坐水中，腰下冷痛，腹重如带五千钱，皆冷湿著肾，而阳气不化之征也。不渴，上无热也。小便自利，寒在下也。饮食如故，胃无病也。故曰病属下焦。身劳汗出，衣里冷湿，久久得之，盖所谓“清湿袭虚，病起于下”者也。然其病不在肾之中脏，而在肾之外腑，故其治法，不在温肾以散寒，而在燠土以

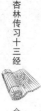

胜水。甘、姜、苓、术，辛温甘淡，本非肾药，名"肾著"者，原其病也。

甘姜苓术汤方 （一名肾著汤）

甘草　白术（各二两）　　干姜　茯苓（各四两）

上四味，以水五升，煮取三升，分温三服，腰中即温。

肾死脏，浮之坚，按之乱如转丸，益下入尺中者，死。

肾脉本石，浮之坚，则不石而外鼓；按之乱如转丸，是变石之体而为躁动，真阳将搏跃而出矣。益下入尺，言按之至尺泽，而脉犹大动也。尺下脉宜伏，今反动，真气不固而将外越，反其封蛰之常，故死。

问曰：三焦竭部，上焦竭，善噫，何谓也？

师曰：上焦受中焦气未和，不能消谷，故能噫耳。下焦竭，即遗溺失便。其气不和，不能自禁止，不须治，久则愈。

上焦在胃上口，其治在膻中，而受气于中焦。今胃未和，不能消谷，则上焦所受者，非精微之气，而为陈滞之气矣，故为噫。噫，嗳食气也。下焦在膀胱上口，其治在脐下，故其气乏竭，即遗溺失便。然上焦气未和，不能约束禁制，亦令遗溺失便，所谓上虚不能制下者也。云"不须治"者，谓不须治其下焦，俟上焦气和，久当自愈。夫上焦受气于中焦，而下焦复受气于上焦。推而言之，肾中之元阳不正，则脾胃之转运不速，是中焦又复受气于下焦也。盖虽各有分部，而实相助为理如此，此造化自然之妙也。

师曰：热在上焦者，因咳为肺痿；热在中焦者，则为坚；热在下焦者，则尿血，亦令淋闭不通。大肠有寒者多鹜溏，有热者便肠垢；小肠有寒者其人下重便血，有热者必痔。

热在上焦者，肺受之。肺喜清肃，而恶烦热。肺热则咳，咳久则肺伤而痿也。热在中焦者，脾胃受之。脾胃者，所以化水谷而行阴阳者也。胃热则实而硬，脾热则燥而秘，皆为坚也。下焦有热者，大小肠、膀胱受之，小肠为心之腑，热则尿血；膀胱为肾之腑，热则癃不通也。鹜溏，如鹜之后，水粪杂下。大肠有寒，故泌别不职；其有热者，则肠中之垢，被迫而下也。下重，谓腹中重而下坠。小肠有寒者，能腐而不能化，故下重；阳不化则阴下溜，故便血。其有热者，则下注广肠而为痔。痔，热疾也。

问曰：病有积，有聚，有谷气，何谓也？

师曰：积者，脏病也，终不移。聚者，腑病也，发作有时，展转痛移，为可治。谷气者，胁下痛，按之则愈，复发为谷气。

积者，迹也，病气之属阴者也。脏属阴，两阴相得，故不移。不移者，有专痛之处而无迁改也。聚则如市中之物，偶聚而已，病气之属阳者也。腑属阳，两阳相比，则非如阴之凝，故寒气感则发，否则已，所谓有时也；既无定著，则痛无常处，故展转痛移；其根不深，故比积为可治。谷气者，食气也。食积太阴，敦阜之气，抑遏肝气，故病在胁下。按之则气行而愈，复发者，饮食不节，则其气仍聚也。（徐氏）

诸积大法，脉来细而附骨者，乃积也。寸口，积在胸中；微出寸口，积在喉中；关上，积在脐旁；上关上，积在心下；微下关，积在少腹；尺中，积在气冲。脉出左，积在左；脉出右，积在右；脉两出，积在中央。各以其部处之。

诸积，该气、血、痰、食而言。脉来细而附骨，谓细而沉之至，诸积皆阴故也。又，积而不移之处，其气血营卫不复上行而外达，则其脉为之沉细而不起，故历举其脉出之所，以决其受积之处。而复益之曰"脉两出，积在中央"，以中央有积，其气不能分布左右，故脉之见于两手者，俱沉细而不起也。各以其部处之，谓各随其积所在之处而分治之耳。

痰饮咳嗽病脉证治第十二

问曰：夫饮有四，何谓也？

师曰：有痰饮，有悬饮，有溢饮，有支饮。

问曰：四饮何以为异？

师曰：其人素盛今瘦，水走肠间，沥沥有声，谓之痰饮。饮后水流在胁下，咳唾引痛，谓之悬饮。饮水流行，归于四肢，当汗出而不汗出，身体疼重，谓之溢饮。咳逆倚息不得卧，其形如肿，谓之支饮。

谷入而胃不能散其精，则化而为痰；水入而脾不能输其气，则凝而为饮；其平素饮食所化之精津，凝结而不布，则为痰饮。痰饮者，痰积于

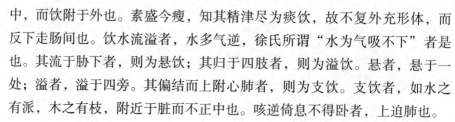

中，而饮附于外也。素盛今瘦，知其精津尽为痰饮，故不复外充形体，而反下走肠间也。饮水流溢者，水多气逆，徐氏所谓"水为气吸不下"者是也。其流于胁下者，则为悬饮；其归于四肢者，则为溢饮。悬者，悬于一处；溢者，溢于四旁。其偏结而上附心肺者，则为支饮。支饮者，如水之有派，木之有枝，附近于脏而不正中也。咳逆倚息不得卧者，上迫肺也。

水在心，心下坚筑，短气，恶水不欲饮。水在肺，吐涎沫，欲饮水。水在脾，少气身重。水在肝，胁下支满，嚏而痛。水在肾，心下悸。

水，即饮也。坚筑，悸动有力，筑筑然也。短气者，心属火而畏水，水气上逼，则火气不伸也。吐涎沫者，气水相激，而水从气泛也。欲饮水者，水独聚肺，而诸经失溉也。脾为水困，故少气；水淫肌肉，故身重。土本制水，而水盛反能制土也。肝脉布胁肋，水在肝，故胁下支满。支满，犹偏满也。嚏出于肺，而肝脉上注肺，故嚏则相引而痛也。心下悸者，肾水盛而上凌心火也。

夫心下有留饮，其人背寒冷如掌大。留饮者，胁下痛引缺盆，咳嗽则辄已。胸中有留饮，其人短气而渴，四肢历节痛。脉沉者，有留饮。

留饮，即痰饮之留而不去者也。背寒冷如掌大者，饮留之处，阳气所不入也。魏氏曰：背为太阳，在《易》为艮止之象，一身皆动，背独常静，静处阴邪常客之，所以风寒自外入，多中于背；而阴寒自内生，亦多踞于背也。胁下痛引缺盆者，饮留于肝，而气连于肺也。咳嗽则辄已者，饮被气击而欲移，故辄已。

一作"咳嗽则转甚"，亦通，盖即"水流胁下，咳唾引痛"之谓。气为饮滞，故短。饮结者，津液不周，故渴。四肢历节痛，为风寒湿在关节。若脉不浮而沉，而又短气而渴，则知是留饮为病，而非外入之邪矣。

膈上病痰满喘咳唾，发则寒热，背痛腰疼，目泣自出，其人振振身瞤剧，必有伏饮。

伏饮，亦即痰饮之伏而不觉者，发则始见也。身热、背痛、腰疼，有似外感，而兼见喘满、咳唾，则是《活人》所谓"痰之为病，能令人憎寒发热，状类伤寒"者也。目泣自出，振振身瞤动者，饮发而上逼液道，外攻经隧也。

夫病人饮水多，必暴喘满。凡食少饮多，水停心下，甚者则悸，微者短气。脉双弦者，寒也，皆大下后善虚；脉偏弦者，饮也。

饮水过多，水溢入肺者，则为喘满；水停心下者，甚则水气凌心而悸，微则气被饮抑而短也。双弦者，两手皆弦，寒气周体也。偏弦者，一手独弦，饮气偏注也。

肺饮不弦，但苦喘短气。支饮亦喘而不能卧，加短气，其脉平也。

肺饮，饮之在肺中者。五脏独有肺饮，以其虚而能受也。肺主气而司呼吸，苦喘短气，肺病已著；脉虽不弦，可以知其有饮矣。支饮上附于肺，即同肺饮，故亦喘而短气，其脉亦平，而不必弦也。按后第十四条云"咳家，其脉弦，为有水"，夫咳为肺病，而水即是饮，而其脉弦；此云"肺饮不弦，支饮脉平"，未详何谓。

病痰饮者，当以温药和之。心下有痰饮，胸胁支满，目眩，苓桂术甘汤主之。

痰饮，阴邪也，为有形，以形碍虚则满，以阴冒阳则眩。苓桂术甘，温中去湿，治痰饮之良剂，是即所谓温药也。盖痰饮为结邪，温则易散；内属脾胃，温则能运耳。

苓桂术甘汤方

茯苓　桂枝　白术（各三两）　　甘草（二两）
上四味，以水六升，煮取三升，分温三服，小便则利。
夫短气，有微饮，当从小便去之，苓桂术甘汤主之，肾气丸亦主之。

气为饮抑则短，欲引其气，必蠲其饮。饮，水类也。治水，必自小便去之。苓桂术甘，益土气以行水；肾气丸，养阳气以化阴，虽所主不同，而利小便则一也。

苓桂术甘汤方 （见上）

肾气丸方 （见"妇人杂病"）

病者脉伏，其人欲自利，利反快，虽利，心下续坚满，此为留饮欲去故也。甘遂半夏汤主之。

脉伏者，有留饮也。其人欲自利，利反快者，所留之饮从利而减也。虽利，心下续坚满者，未尽之饮复注心下也。然虽未尽，而有欲去之势，

金匮要略心典

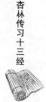

故以甘遂、半夏因其势而导之。甘草与甘遂相反，而同用之者，盖欲其一战而留饮尽去，因相激而相成也。芍药、白蜜，不特安中，抑缓药毒耳。

甘遂半夏汤方

甘遂（大者三枚）　半夏（十二枚，以水一升，煮取半升，去滓）　芍药（五枚）　甘草（如指大一枚，炙）

上四味，以水二升，煮取半升，去滓，以蜜半升，和药汁，煎取八合，顿服之。

脉浮而细滑，伤饮。脉弦数，有寒饮，冬夏难治。脉沉而弦者，悬饮内痛。病悬饮者，十枣汤主之。

伤饮，饮过多也。气资于饮，而饮多反伤气，故脉浮而细滑，则饮之征也。脉弦数而有寒饮，则病与脉相左，魏氏所谓"饮自寒而挟自热"是也。夫相左者必相持，冬则时寒助饮，欲以热攻，则脉数必甚；夏则时热助脉，欲以寒治，则寒饮为碍，故曰难治。脉沉而弦，饮气内聚也。饮内聚而气击之则痛。十枣汤蠲饮破癖，其力颇猛。《三因方》以三味为末，枣肉和丸，名十枣丸，亦良。

十枣汤方

芫花（熬）　甘遂　大戟（各等分）

上三味，捣，筛，以水一升五合，先煮肥大枣十枚，取八合，去滓，内药末，强人服一钱匕，羸人服半钱，平旦温服之。不下者，明日更加半钱，得快利后，糜粥自养。

病溢饮者，当发其汗，大青龙汤主之，小青龙汤亦主之。

水气流行，归于四肢，当汗出而不汗出，身体重痛，谓之溢饮。夫四肢，阳也。水在阴者宜利，在阳者宜汗，故以大青龙发汗去水，小青龙则兼内饮而治之者耳。徐氏曰：大青龙合桂、麻，而去芍药，加石膏，则水气不甚而挟热者宜之；倘饮多而寒伏，则必小青龙为当也。

大青龙汤方

麻黄（六两）　桂枝　甘草（各二两）　生姜（三两）　杏仁（四十个）
大枣（十二枚）　石膏（如鸡子大，一枚）

上七味，以水九升，先煮麻黄，减二升，去上沫，内诸药，煮取三升，去滓，温服一升，取微似汗。汗多者，温粉粉之。

小青龙汤方

麻黄（去节，三两）　芍药（三两）　五味子（半升）　干姜（三两）
甘草（炙）　细辛　桂枝（各三两）　半夏（半升）

上八味，以水一斗，先煮麻黄，减二升，去上沫，内诸药，煮取三升，去滓，温服一升。

膈间支饮，其人喘满，心下痞坚，面色黧黑，其脉沉紧，得之数十日，医吐下之不愈，木防己汤主之。虚者即愈，实者三日复发，复与，不愈者，宜木防己汤去石膏加茯苓芒硝汤主之。

支饮，上为喘满，而下为痞坚，则不特碍其肺，抑且滞其胃矣。面色黧黑者，胃中成聚，营卫不行也。脉浮紧者为外寒，沉紧者为里实。里实可下，而饮气之实，非常法可下；痰饮可吐，而饮之在心下者，非吐可去。宜其得之数十日，医吐下之而不愈也。木防己、桂枝，一苦一辛，并能行水气而散结气。而痞坚之处，必有伏阳；吐下之余，定无完气。书不尽言，而意可会也。故又以石膏治热，人参益虚，于法可谓密矣。其虚者，外虽痞坚，而中无结聚，即水去气行而愈；其实者，中实有物，气暂行而复聚，故三日复发也。魏氏曰：后方去石膏加芒硝者，以其既散复聚，则有坚定之物留作包囊，故以坚投坚而不破者，即以软投坚而即破也；加茯苓者，亦引饮下行之用耳。

木防己汤方

木防己（三两）　石膏（如鸡子大，二枚）　桂枝（二两）　人参（四两）
上四味，以水六升，煮取二升，分温再服。

木防己去石膏加茯苓芒硝汤方

木防己　桂枝（各二两）　茯苓　人参（各四两）　芒硝（三合）

上五味，以水六升，煮取二升，去滓，内芒硝，再微煎，分温再服，微利则愈。

心下有支饮，其人苦冒眩，泽泻汤主之。

水饮之邪，上乘清阳之位，则为冒眩。冒者，昏冒而神不清，如有物冒蔽之也；眩者，目眩转而乍见玄黑也。泽泻泻水气，白术补土气以胜水也。高鼓峰云"心下有水饮，格其心火，不能下行，而但上冲头目也"，亦通。

泽泻汤方

泽泻（五两）　白术（二两）

上二味，以水二升，煮取一升，分温再服。

支饮胸满者，厚朴大黄汤主之。

胸满，疑作"腹满"。支饮多胸满，此何以独用下法？厚朴大黄，与小承气同，设非腹中痛而闭者，未可以此轻试也。

厚朴大黄汤方

厚朴（一尺）　大黄（六两）　枳实（四枚）

上三味，以水五升，煮取二升，分温再服。

支饮不得息，葶苈大枣泻肺汤主之。

不得息，肺满而气闭也。葶苈入肺，通闭泄满；用大枣者，不使伤正也。

葶苈大枣泻肺汤方　（见肺痈）

呕家本渴，渴者为欲解，今反不渴，心下有支饮故也。小半夏汤主之。

此为饮多而呕者言。渴者，饮从呕去，故欲解。若不渴，则知其支饮仍在，而呕亦未止。半夏味辛性燥，辛可散结，燥能蠲饮；生姜制半夏之悍，且以散逆止呕也。

小半夏汤方

半夏（一升）　生姜（半升）

上二味，以水七升，煮取一升半，分温再服。

腹满，口舌干燥，此肠间有水气，己椒苈黄丸主之。

水既聚于下，则无复润于上，是以肠间有水气，而口舌反干燥也。后虽有水饮之入，只足以益下趋之势，口燥不除，而腹满益甚矣。防己疗水湿，利大小便；椒目治腹满，去十二种水气；葶苈、大黄，泄以去其闭也。渴者，知胃热甚，故加芒硝，经云"热淫于内，治以咸寒"也。

己椒苈黄丸方

防己　椒目　葶苈　大黄（各一两）

上四味，末之，蜜丸，如梧子大。先食，饮服一丸，日三服，稍增，口中有津液。渴者，加芒硝半两。

卒呕吐，心下痞，膈间有水，眩悸者，小半夏加茯苓汤主之。

饮气逆于胃则呕吐，滞于气则心下痞，凌于心则悸，蔽于阳则眩。半夏、生姜止呕降逆；加茯苓，去其水也。

小半夏加茯苓汤方

半夏（一升）　生姜（半斤）　茯苓（四两）

上三味，以水七升，煮取一升五合，分温再服。

假令瘦人脐下有悸，吐涎沫而颠眩，此水也，五苓散主之。

瘦人不应有水，而脐下悸，则水动于下矣；吐涎沫，则水逆于中矣；甚而颠眩，则水且犯于上矣。形体虽瘦，而病实为水，乃病机之变也。颠眩，即头眩。苓、术、猪、泽，甘淡渗泄，使肠间之水从小便出；用桂者，下焦水气非阳不化也。曰"多服暖水，汗出"者，盖欲使表里分消其

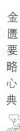

水，非挟有表邪而欲两解之谓。

五苓散方

泽泻（一两一分）　猪苓　茯苓　白术（各三分）　桂枝（二分）

上五味为末，白饮服方寸匕，日三服。多服暖水，汗出愈。

附方：

《外台》茯苓饮

治心胸中有停痰宿水，自吐出水后，心胸间虚，气满不能食。消痰气，令能食。

茯苓　人参　白术（各三两）　枳实（二两）　橘皮（二两半）　生姜（四两）

上六味，以水六升，煮取一升八合，分温三服。如人行八九里，进之。

咳家，其脉弦，为有水，十枣汤主之。

脉弦为水，咳而脉弦，知为水饮渍入肺也。十枣汤逐水气自大小便去，水去则肺宁而咳愈。

按：许仁则论饮气咳者，由所饮之物停滞在胸，水气上冲，肺得此气，便成咳嗽，经久不已，渐成水病，其状不限四时昼夜，遇诸动嗽物即剧，乃至双眼突出，气如欲断，汗出，大小便不利，吐痰饮涎沫无限，上气喘急肩息，每旦眼肿，不得平眠，此即咳家有水之证也。著有十枣三味丸方，亦佳。大枣六十枚，葶苈一升，杏仁一升，合捣作丸，桑白皮饮下七八丸，日再，稍稍加之，以大便通利为度。

十枣汤方 （见上）

夫有支饮家，咳烦，胸中痛者，不卒死，至一百日或一岁，宜十枣汤。

胸中支饮，扰乱清道，赵氏所谓"动肺则咳，动心则烦，搏击阳气则痛"者是也。其甚者，营卫遏绝，神气乃亡，为卒死矣。否则延久不愈，至一百日或一岁，则犹有可治，为其邪差缓，而正得持也。然以经久不去之病，而仍与十枣攻击之药者，岂非以支饮不去，则其咳烦胸痛必无止期，与其事敌以苟安，不如悉力一决之，犹或可图耶？然亦危矣。

久咳数岁，其脉弱者可治，实大数者死。其脉虚者，必苦冒，其人本有支饮在胸中故也，治属饮家。

久咳，数岁不已者，支饮渍肺而咳，饮久不已，则咳久不愈也。咳久者，其气必虚，而脉反实大数，则其邪犹盛。以犹盛之邪，而临已虚之气，其能久持乎？故死。若脉虚者，正气固虚，而饮气亦衰，故可治。然饮虽衰，而正不能御，亦足以上蔽清阳之气，故其人必苦冒也。此病为支饮所致，去其饮则病自愈，故曰"治属饮家"。

咳逆倚息不得卧，小青龙汤主之。

倚息，倚几而息，能俯而不能仰也。肺居上焦而司呼吸，外寒内饮，壅闭肺气，则咳逆上气，甚则但坐不得卧也。麻黄、桂枝，散外入之寒；半夏，消内积之饮；细辛、干姜，治其咳满；芍药、五味，监麻、桂之性，使入饮去邪也。

小青龙汤方 （见上）

青龙汤下已，多唾口燥，寸脉沉，尺脉微，手足厥逆，气从小腹上冲胸咽，手足痹，其面翕热如醉状，因复下流阴股，小便难，时复冒者，与茯苓桂枝五味甘草汤，治其气冲。

服青龙汤已，设其人下实不虚，则邪解而病除；若虚，则麻黄、细辛辛甘温散之品，虽能发越外邪，亦易动人冲气。冲气，冲脉之气也。冲脉起于下焦，挟肾脉上行至喉咙。多唾口燥，气冲胸咽，面热如醉，皆冲气上入之候也。寸沉尺微，手足厥而痹者，厥气上行，而阳气不治也。下流阴股，小便难，时复冒者，冲气不归，而仍上逆也。茯苓、桂枝，能抑冲气使之下行；然逆气非敛不降，故以五味之酸敛其气；土厚则阴火自伏，故以甘草之甘补其中也。

桂苓五味甘草汤方

桂枝　茯苓 （各四两）　　五味 （半升）　　甘草 （三两，炙）
上四味，以水八升，煮取三升，去滓，分温三服。

冲气即低，而反更咳胸满者，用桂苓五味甘草汤，去桂，加干姜、细辛，以治其咳满。

服前汤已，冲气即低，而反更咳胸满者，下焦冲逆之气既伏，而肺中伏匿之寒饮续出也。故去桂枝之辛而导气，加干姜、细辛之辛而入肺者，合茯苓、五味、甘草，消饮驱寒，以泄满止咳也。

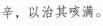
苓甘五味姜辛汤方

茯苓（四两）　甘草　干姜　细辛（各三两）　五味子（半升）
上五味，以水八升，煮取三升，去滓，温服半升，日三。

咳满即止，而更复渴，冲气复发者，以细辛、干姜为热药也。服之当遂渴，而渴反止者，为支饮也。支饮者，法当冒，冒者必呕。呕者，复内半夏，以去其水。

冲脉之火，得表药以发之则动，得热药以逼之亦动。而辛热气味，既能劫夺胃中之阴，亦能布散积饮之气。仲景以为渴而冲气动者，自当治其冲气；不渴而冒与呕者，则当治其水饮，故内半夏以去其水。而所以治渴而冲气动者，惜未之及也。约而言之，冲气为麻黄所发者，治之如桂苓五味甘草，从其气而导之矣；其为姜、辛所发者，则宜甘淡咸寒，益其阴以引之，亦自然之道也。若更用桂枝，必捍格不下，即下亦必复冲，所以然者，伤其阴故也。

苓甘五味姜辛半夏汤方

茯苓（四两）　甘草　细辛　干姜（各二两）　半夏　五味（各半升）
上六味，以水八升，煮取三升，去滓，温服半升，日三服。

水去呕止，其人形肿者，加杏仁主之。其证应内麻黄，以其人遂痹，故不内之；若逆而内之者，必厥。所以然者，以其人血虚，麻黄发其阳故也。

水在胃者，为冒为呕；水在肺者，为喘为肿。呕止而形肿者，胃气和而肺壅未通也，是惟麻黄可以通之。而血虚之人，阳气无偶，发之最易厥脱，麻黄不可用矣。杏仁味辛能散，味苦能发，力虽不及，与证适宜也。

苓甘五味加姜辛半夏杏仁汤方

茯苓（四两）　甘草　干姜　细辛（各三两）　五味　半夏　杏仁（各半升）

上七味，以水一斗，煮取三升，去滓，温服半升，日三服。

若面热如醉，此为胃热上冲熏其面，加大黄以利之。

水饮有挟阴之寒者，亦有挟阳之热者。若面热如醉，则为胃热随经上冲之证，胃之脉上行于面故也。即于消饮药中，加大黄以下其热。与冲气上逆，其面翕热如醉者不同。冲气上行者，病属下焦阴中之阳，故以酸温止之；此属中焦阳明之阳，故以苦寒下之。

苓甘五味加姜辛半杏大黄汤方

茯苓（四两）　甘草（二两）　干姜　细辛（各三两）　五味　半夏　杏仁（各半升）　大黄（三两）

上八味，以水一斗，煮取三升，去滓，温服半升，日三服。

先渴后呕，为水停心下，此属饮家，小半夏加茯苓汤主之。

先渴后呕者，本无呕病，因渴饮水，水多不下，而反上逆也，故曰"此属饮家"。小半夏止呕降逆，加茯苓去其停水。盖始虽渴，而终为饮，但当治饮，而不必治其渴也。

小半夏加茯苓汤方

（见上）

消渴小便不利淋病脉证治第十三

厥阴之为病，消渴，气上冲心，心中疼热，饥而不欲食，食则吐蛔，下之利不止。

此邪热入厥阴而成消渴，成氏所谓"邪愈深者，热愈甚"也。气上冲

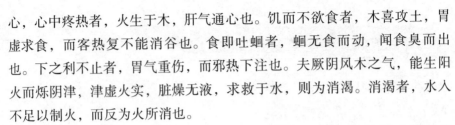

心，心中疼热者，火生于木，肝气通心也。饥而不欲食者，木喜攻土，胃虚求食，而客热复不能消谷也。食即吐蛔者，蛔无食而动，闻食臭而出也。下之利不止者，胃气重伤，而邪热下注也。夫厥阴风木之气，能生阳火而烁阴津，津虚火实，脏燥无液，求救于水，则为消渴。消渴者，水入不足以制火，而反为火所消也。

寸口脉，浮而迟，浮即为虚，迟即为劳，虚则卫气不足，劳则营气竭。

趺阳脉，浮而数，浮即为气，数即消谷而大坚，气盛则溲数，溲数则坚，坚数相搏，即为消渴。

诊寸口而知营卫之并虚，诊趺阳而知胃气之独盛，合而观之，知为虚劳内热而成消渴也。夫所谓气盛者，非胃气盛也，胃中之火盛也。火盛，则水谷去，而胃乃坚，如土被火烧而坚硬如石也，故曰"数即消谷而大坚"。胃既坚硬，水入不能浸润，但从旁下转，而又为火气所迫而不留，故曰"气盛则溲数，溲数则坚"，愈数愈坚，愈坚愈数，是以饮水多而渴不解也。

男子消渴，小便反多，以饮一斗，小便亦一斗，肾气丸主之。

男子以肾为事，肾中有气，所以主气化，行津液，而润心肺者也。此气既虚，则不能上至；气不至，则水亦不至，而心肺失其润矣。盖水液属阴，非气不至；气虽属阳，中实含水。水之与气，未尝相离也。肾气丸中有桂、附，所以斡旋肾中颓堕之气，而使上行心肺之分，故名曰肾气。不然，则滋阴润燥之品，同于饮水无济，但益下趋之势而已；驯至阳气全消，有降无升，饮一溲二，而死不治。夫岂知饮入于胃，非得肾中真阳，焉能游溢精气，而上输脾肺耶？

按：消渴证，有太阴、厥阴、阳明、少阴之异。系太阴者，心热移肺也；系厥阴者，风胜则干，抑火从木出也；系阳明者，火燔而土燥也；系少阴者，水虚不能制火也。然此不言水虚不能制火，而言火虚不能化水，则法之变而论之精也。惟火不化水，故饮一斗，水亦一斗，不然，未有不为火所消者矣。推而言之，厥阴内热之渴，水为热所消，其小便必不多；阳明内坚之渴，水入不能内润，而从旁转，其小便虽数，而出亦必少也。

肾气丸方 （见"妇人杂病"）

脉浮，小便不利，微热消渴者，宜利小便、发汗，五苓散主之。

热渴饮水，水入不能已其热，而热亦不能消其水，于是水与热结，而热浮水外，故小便不利，而微热消渴也。五苓散利其与热俱结之水，兼多饮暖水取汗，以去其水外浮溢之热，热除水去，渴当自止。

五苓散方 （见"痰饮"）

渴欲饮水，水入则吐者，名曰水逆，五苓散主之。

热渴饮水，热已消而水不行，则逆而成呕，乃消渴之变证。曰水逆者，明非消渴，而为水逆也，故亦宜五苓散，去其停水。

渴欲饮水不止者，文蛤散主之。

热渴饮水，水入不能消其热，而反为热所消，故渴不止。文蛤味咸性寒，寒能除热，咸能润下，用以折炎上之势，而除热渴之疾也。

文蛤散方

文蛤（五两）

上一味，杵为散，以沸汤五合，和服方寸匕。

淋之为病，小便如粟状，小腹弦急，痛引脐中。

淋病有数证，云小便如粟状者，即后世所谓石淋是也，乃膀胱为火热燔灼，水液结为滓质，犹海水煎熬而成咸碱也。小腹弦急，痛引脐中者，病在肾与膀胱也。按巢氏云：淋之为病，由肾虚而膀胱热也。肾气通于阴，阴，水液下流之道也。膀胱为津液之府，肾虚则小便数，膀胱热则水下涩，数而且涩，淋沥不宣，故谓之淋。其状小便出少起多，小腹弦急，痛引于脐。又有石淋、劳淋、血淋、气淋、膏淋之异，详见本论。其言颇为明晰，可补仲景之未备。

跌阳脉数，胃中有热，即消谷引饮，大便必坚，小便则数。

胃中有热，消谷引饮，即后世所谓"消谷善饥，为中消"者是也。胃热则液干，故大便坚；便坚则水液独走前阴，故小便数，亦即前条消渴胃坚之证，而列于淋病之下，疑错简也。

淋家不可发汗，发汗则便血。

淋家，热结在下，而反发其汗，热气乘心之虚，而内扰其阴，则必便血。

小便不利者，有水气，其人若渴，栝蒌瞿麦丸主之。

此下焦阳弱气冷，而水气不行之证，故以附子益阳气，茯苓、瞿麦行水气，观方后云"腹中温为知"，可以推矣。其人若渴，则是水寒偏结于下，而燥火独聚于上，故更以薯蓣、栝蒌根除热生津液也。夫上浮之焰，非滋不熄；下积之阴，非暖不消；而寒润辛温，并行不悖，此方为良法矣。欲求变通者，须于此三复焉。

栝蒌瞿麦丸方

薯蓣　茯苓（各三两）　栝蒌根（二两）　附子（一枚，炮）　瞿麦（一两）

上五味，末之，炼蜜丸，如梧子大，饮服二丸，日三服。不知，增至七八丸。以小便利，腹中温为知。

小便不利，蒲灰散主之，滑石白鱼散、茯苓戎盐汤并主之。

蒲，香蒲也。宁原云：香蒲去湿热，利小便，合滑石，为清利小便之正法也。《别录》云：白鱼，开胃下气，去水气；血余，疗转胞，小便不通；合滑石，为滋阴益气，以利其小便者也。《纲目》戎盐，即青盐，咸寒入肾，以润下之性，而就渗利之职，为驱除阴分水湿之法也。仲景不详见证，而并出三方，以听人之随证审用，殆所谓引而不发者欤？

蒲灰散方

蒲灰（半分）　滑石（三分）
上二味，杵为散，饮服方寸匕，日三服。

滑石白鱼散方

滑石　乱发（烧）　白鱼（各二分）
上三味，杵为散，饮服方寸匕，日三服。

茯苓戎盐汤方

茯苓（半斤）　白术（二两）　戎盐（弹丸大一枚）

上三味，先将茯苓、白术煎成，入戎盐，再煎，分温三服。

渴欲饮水，口干燥者，白虎加人参汤主之。

此肺胃热盛伤津，故以白虎清热，人参生津止渴，盖即所谓上消、膈消之证，疑亦错简于此也。

白虎加人参汤方 （见"暍病"）

脉浮发热，渴欲饮水，小便不利者，猪苓汤主之。

此与前五苓散病证同，而药则异。五苓散，行阳之化，热初入者宜之；猪苓汤，行阴之化，热入久而阴伤者宜之也。

按：渴欲饮水，本文共有五条。而脉浮发热，小便不利者，一用五苓，为其水与热结故也；一用猪苓，为其水与热结，而阴气复伤也。其水入则吐者，亦用五苓，为其热消而水停也；渴不止者，则用文蛤，为其水消而热在也；其口干燥者，则用白虎加人参，为其热甚而津伤也。此为同源而异流者，治法亦因之各异如此，学者所当细审也。

猪苓汤方

猪苓（去皮）　茯苓　阿胶　滑石　泽泻（各一两）

上五味，以水四升，先煮四味，取二升，去滓，内胶，烊消，温服七合，日三服。

水气病脉证并治第十四

师曰：病有风水，有皮水，有正水，有石水，有黄汗。风水，其脉自浮，外证骨节疼痛，恶风。皮水，其脉亦浮，外证胕肿，按之没指，不恶

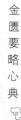

风，其腹如鼓，不渴，当发其汗。正水，其脉沉迟，外证自喘。石水，其脉自沉，外证腹满不喘。黄汗，其脉沉迟，身发热，胸满，四肢头面肿，久不愈，必致痈脓。

风水，水为风激，因风而病水也。风伤皮毛，而湿流关节，故脉浮恶风，而骨节疼痛也。皮水，水行皮中，内合肺气，故其脉亦浮；不兼风，故不恶风也；其腹如鼓，即《内经》"空空然不坚"之意，以其病在皮肤，而不及肠脏，故外有胀形，而内无满喘也。水在皮者，宜从汗解，故曰当发其汗。正水，肾脏之水自盛也。石水，水之聚而不行者也。正水乘阳之虚，而侵及上焦，故脉沉迟而喘；石水因阴之盛，而结于少腹，故脉沉，腹满而不喘也。黄汗，汗出沾衣如柏汁，得之湿热交病，而湿居热外，其盛于上而阳不行，则身热胸满，四肢头面肿；久则侵及于里而营不通，则逆于肉理而为痈脓也。

脉浮而洪，浮则为风，洪则为气，风气相搏，风强则为瘾疹，身体为痒，痒者为泄风，久为痂癞；气强则为水，难以俯仰；风气相击，身体洪肿，汗出乃愈。恶风则虚，此为风水；不恶风者，小便通利，上焦有寒，其口多涎，此为黄汗。

风，天之气；气，人之气，是皆失其和者也。风气相搏，风强则气从风，而侵淫肌体，故为瘾疹；气强则风从气，而鼓涌水液，故为水；风气并强，两相搏击，而水液从之，则为风水。汗之，则风去而水行，故曰汗出乃愈。然风水之病，其状与黄汗相似，故仲景于此复辨其证，以恶风者为风水，不恶风者为黄汗；而风水之脉浮，黄汗之脉沉，更不必言矣。

寸口脉沉滑者，中有水气，面目肿大有热，名曰风水。视人之目窠上微肿，如蚕新卧起状，其颈脉动，时时咳，按其手足上陷而不起者，风水。

风水，其脉自浮，此云沉滑者，乃水脉，非风脉也。至面目肿大有热，则水得风而外浮，其脉亦必变而为浮矣。仲景不言者，以风水该之也。目窠上微肿，如蚕新卧起状者，《内经》所谓"水为阴，而目下亦阴，聚水者必微肿先见于目下"是也。颈脉动者，颈间人迎脉动甚，风水上凑故也。时时咳者，水渍入肺也。按其手足上陷而不起，与《内经》"以手按其腹，随手而起，如裹水之状"者不同，然腹中气大，而肢间气细，气大则按之随手而起，气细则按之而不起，而其浮肿则一也。

太阳病，脉浮而紧，法当骨节疼痛；反不疼，身体反重而酸，其人不渴，汗出即愈，此为风水。恶寒者，此为极虚发汗得之。渴而不恶寒者，此为皮水，身肿而冷，状如周痹。胸中窒，不能食，反聚痛，暮躁不得眠，此为黄汗，痛在骨节。咳而喘，不渴者，此为肺胀；其状如肿，发汗则愈。然诸病此者，渴而下利，小便数者，皆不可发汗。

太阳有寒，则脉紧骨疼，有湿则脉濡身重，有风则脉浮体酸，此明辨也。今得伤寒脉而骨节不疼，身体反重而酸，即非伤寒，乃风水外胜也。风水在表而非里，故不渴。风固当汗，水在表者亦宜汗，故曰汗出即愈。然必气盛而实者，汗之乃愈；不然，则其表益虚，风水虽解，而恶寒转增矣，故曰"恶寒者，此为极虚发汗得之"。若其渴而不恶寒者，则非病风，而独病水，不在皮外，而在皮中，视风水为较深矣。其证身肿而冷，状如周痹，周痹为寒湿痹其阳，皮水为水气淫于肤也。胸中窒，不能食者，寒袭于外，而气窒于中也。反聚痛，暮躁不得眠者，热为寒郁，而寒甚于暮也。寒湿外淫，必流关节，故曰"此为黄汗，痛在骨节"也。其咳而喘，不渴者，水寒伤肺，气攻于表，有如肿病，而实同皮水，故曰发汗则愈。然此诸病，若其人渴而下利，小便数者，则不可以水气当汗而概发之也。仲景叮咛之意，岂非虑人之津气先亡耶？

或问：前二条云"风水外证，骨节疼"，此云"骨节反不疼，身体反重而酸"；前条云"皮水不渴"，此云"渴"，何也？

曰：风与水合而成病，其流注关节者，则为骨节疼痛；其侵淫肌体者，则骨节不疼，而身体酸重，由所伤之处不同故也。前所云"皮水不渴"者，非言皮水本不渴也，谓腹如鼓而不渴者，病方外盛而未入里，犹可发其汗也；此所谓"渴而不恶寒"者，所以别于风水之不渴而恶风也，程氏曰"水气外留于皮，内薄于肺，故令人渴"是也。

里水者，一身面目黄肿，其脉沉，小便不利，故令病水；假令小便自利，此亡津液，故令渴。越婢加术汤主之。(方见"中风")

里水，水从里积，与风水不同，故其脉不浮而沉；而盛于内者，必溢于外，故一身面目悉黄肿也。水病，小便当不利，今反自利，则津液消亡，水病已而渴病起矣。越婢加术，是治其水，非治其渴也。以其身面悉肿，故取麻黄之发表；以其肿而且黄，知其湿中有热，故取石膏之清热；与白术之除湿。不然，则渴而小便利者，而顾犯不可发汗之戒耶？或云"此治小便利，黄肿未去者之法。越婢散肌表之水，白术止渴生津也"，亦通。

趺阳脉当伏，今反紧，本自有寒疝瘕，腹中痛，医反下之，即胸满短气。

趺阳脉当伏，今反数，本自有热消谷，小便数，今反不利，此欲作水。

趺阳虽系胃脉，而出于阴部，故其脉当伏；今反紧者，以其腹中宿有寒疾故也。寒则宜温，而反下之，阳气重伤，即胸满短气。其反数者，以其胃中有热故也。热则当消谷而小便数，今反不利，则水液日积，故欲作水。夫阴气伤者，水为热蓄而不行；阳气竭者，水与寒积而不下。仲景并举二端，以见水病之原有如此也。

寸口脉，浮而迟，浮脉则热，迟脉则潜，热潜相搏，名曰沉。趺阳脉，浮而数，浮脉即热，数脉即止，热止相搏，名曰伏。沉伏相搏，名曰水。沉则络脉虚，伏则小便难，虚难相搏，水走皮肤，即为水矣。

热而潜，则热有内伏之势，而无外发之机矣，故曰沉。热而止，则热有留滞之象，而无营运之道矣，故曰伏。热留于内而不行，则水气因之而蓄，故曰"沉伏相搏，名曰水"。热留于内，则气不外行，而络脉虚；热止于中，则阳不下化，而小便难。以不化之水，而当不行之气，则惟有浸淫躯壳而已，故曰"虚难相搏，水走皮肤，即为水矣"。此亦所谓阴气伤者，水为热蓄不下者也。

寸口脉，弦而紧，弦则卫气不行，即恶寒，水不沾流，走于肠间。

少阴脉，紧而沉，紧则为痛，沉则为水，小便即难。

此二条并阳衰阴胜之证，而寸口则主卫气，少阴则主肾阳。主卫气者，寒从外得，而阳气被抑；主肾阳者，寒自内生，而气化不速，亦即所谓"阳气竭者，水与寒积而不行"者也。

脉得诸沉，当责有水，身体肿重，水病脉出者，死。

水为阴，阴盛，故令脉沉；又，水行皮肤，营卫被遏，亦令脉沉。若水病而脉出，则真气反出邪水之上，根本脱离，而病气独胜，故死。出与浮迥异，浮者盛于上而弱于下，出则上有而下绝无也。

夫水病人，目下有卧蚕，面目鲜泽，脉伏。其人消渴，病水，腹大，小便不利，其脉沉绝者，有水，可下之。

目下有卧蚕者，目下微肿，如蚕之卧，经所谓"水在腹者，必使目下肿"也。水气足以润皮肤，而壅营卫，故面目鲜泽，且脉伏不起也。消渴者，阳气被郁而生热也。病水，因水而为病也。夫始因水病而生渴，继因消渴而益病水，于是腹大，小便不利，其脉沉绝，水气瘀壅而不行，脉道被遏而不出，其势亦太甚矣。故必下其水，以通其脉。

问曰：病下利后渴饮水，小便不利，腹满因肿者，何也？

答曰：此法当病水。若小便自利，及汗出者，自当愈。

下利后，阴亡无液，故渴欲饮水；而土虚无气，不能制水，则又小便不利，腹满因肿，知其将聚水为病矣。若小便利则从下通，汗出则从外泄，水虽聚而旋行，故病当愈。然其所以汗与利者，气内复而机自行也，岂辛散淡渗所能强责之哉？

心水者，其身重而少气，不得卧，烦而躁，其人阴肿。

肝水者，其腹大，不能自转侧，胁下腹痛，时时津液微生，小便续通。

肺水者，其身肿，小便难，时时鸭溏。

脾水者，其腹大，四肢苦重，津液不生，但苦少气，小便难。

肾水者，其腹大，脐肿，腰痛，不得溺，阴下湿如牛鼻上汗，其足逆冷，面反瘦。

心，阳脏也，而水困之，其阳则弱，故身重而少气也。阴肿者，水气随心气下交于肾也。

肝病喜归脾，脾受肝之水而不行，则腹大不能转侧也。肝之府在胁，而气连少腹，故胁下腹痛也。时时津液微生，小便续通者，肝喜冲逆而主疏泄，水液随之而上下也。

肺主气化，治节一身，肺以其水行于身则肿；无气以化其水，则小便难。鸭溏，如鸭之后，水粪杂下也。

脾主腹而气行四肢，脾受水气，则腹大，四肢重。津气生于谷，谷气运于脾。脾湿不运，则津液不生而少气；小便难者，湿不行也。

身半以下，肾气主之。水在肾，则腰痛，脐肿，腹大也。不得溺，阴下湿如牛鼻上汗，其足逆冷者，肾为阴，水亦为阴，两阴相得，阳气不行，而湿寒独胜也。面反瘦者，面为阳，阴盛于下，则阳衰于上也。

师曰：诸有水者，腰以下肿，当利小便；腰以上肿，当发汗乃愈。

腰以下为阴，阴难得汗而易下泄，故当利小便；腰以上为阳，阳易外泄，故当发汗，各因其势而利导之也。

师曰：寸口脉，沉而迟，沉则为水，迟则为寒，寒水相搏；趺阳脉伏，水谷不化，脾气衰则鹜溏，胃气衰则身肿；少阳脉卑，少阴脉细，男子则小便不利，妇人则经水不通。经为血，血不利则为水，名曰血分。

此合诊寸口、趺阳，而知为寒水胜，而胃阳不行也。胃阳不行，则水谷不化；水谷不化，则脾胃俱衰。脾气主里，故衰则鹜溏；胃气主表，故衰则身肿也。少阳者，生气也；少阴者，地道也，而俱受气于脾胃。脾胃衰则少阳脉卑，而生气不荣；少阴脉细，而地道不通。男子则小便不利，妇人则经血不通，而其所以然者，则皆阳气不行，阴气乃结之故。曰血分者，谓虽病于水，而实出于血也。

师曰：寸口脉，沉而数，数则为出，沉则为入，出则为阳实，入则为阴结。趺阳脉，微而弦，微则无胃气，弦则不得息。少阴脉，沉而滑，沉则为在里，滑则为实，沉滑相搏，血结胞门，其瘕不写，经络不通，名曰血分。

此合诊寸口、趺阳、少阴，而知其气壅于阳，胃虚于中，而血结于阴也。出则为阳实者，肺被热而治不行也。弦则不得息者，胃受制而气不利也。夫血结在阴，惟阳可以通之；而胃虚受制，肺窒不行，更何恃而开其结，行其血耶？惟有凝聚癃闭，转成水病而已，故曰"血结胞门，其瘕不写，经络不通，名曰血分"，亦如上条所云也。但上条之结，为血气虚少，而行之不利也；此条之结，为阴阳壅郁，而欲行不能也。仲景并列于此，以见血分之病，虚实不同如此。

问曰：病有血分、水分，何也？

师曰：经水前断，后病水，名曰血分，此病难治；先病水，后经水断，名曰水分，此病易治。何以故？去水，其经自下。

此复设问答，以明血分、水分之异。血分者，因血而病为水也；水分者，因水而病及血也。血病深而难通，故曰难治；水病浅而易行，故曰易治。

问曰：病者苦水，面目身体四肢皆肿，小便不利。脉之不言水，反言胸中痛，气上冲咽，状如炙肉，当微咳喘。审如师言，其脉何类？

师曰：寸口脉，沉而紧，沉为水，紧为寒，沉紧相搏，结在关元，始时尚微，年盛不觉；阳衰之后，营卫相干，阳损阴盛，结寒微动，肾气上冲，咽喉塞噎，胁下急痛。医以为留饮而大下之，气系不去，其病不除；复重吐之，胃家虚烦，咽燥欲饮水，小便不利，水谷不化，面目手足浮肿；又与葶苈丸下水，当时如小差，食饮过度，肿复如前，胸胁苦痛，象若奔豚，其水扬溢，则咳喘逆。当先攻击冲气令止，乃治咳，咳止，其喘自差。先治新病，病当在后。

此水气先得，而冲气后发之证。面目肢体俱肿，咽喉噎塞，胸胁满痛，有似留饮，而实挟冲气也。冲气宜温降，不宜攻下，下之亦未必去，故曰"气系不去，其病不除"。医乃不知而复吐之，胃气重伤，胃液因尽，故咽燥欲饮水，而小便不利，水谷不化，且聚水而成病也。是当养胃气以行水，不宜径下其水。水虽下，终必复聚，故暂差而寻复如前也。水聚于中，气冲于下，其水扬溢，上及肺位，则咳且喘逆。是不可攻其水，当先止其冲气；冲气既止，然后水气可去；水去，则咳与喘逆俱去矣。先治新病，病当在后者，谓先治其冲气，而后治其水气也。

风水，脉浮身重，汗出恶风者，防己黄汤主之。腹痛者，加芍药。

此条义详《痉湿暍篇》，虽有风水、风湿之异，然而水与湿非二也。

防己黄芪汤方 （见"湿病"）

风水恶风，一身悉肿，脉浮不渴，续自汗出，无大热，越婢汤主之。

此与上条证候颇同，而治特异。麻黄之发阳气，十倍防己，乃反减黄芪之实表，增石膏之辛寒，何耶？"脉浮不渴"句，或作"脉浮而渴"。渴者，热之内炽，汗为热逼，与表虚出汗不同，故得以石膏清热，麻黄散肿，而无事兼固其表也。

越婢汤方

麻黄（六两）　石膏（半斤）　生姜（三两）　甘草（二两）　大枣（十二枚）

上五味，以水六升，先煮麻黄，去上沫，内诸药，煮取三升，分温三服。恶风，加附子一枚；风水，加术四两。

皮水为病，四肢肿，水气在皮肤中，四肢聂聂动者，防己茯苓汤主之。

皮中水气，浸淫四末，而壅遏卫气，气水相逐，则四肢聂聂动也。防己、茯苓，善驱水气；桂枝得茯苓，则不发表而反行水；且合黄芪、甘草，助表中之气，以行防己、茯苓之力也。

防己茯苓汤方

防己　黄芪　桂枝（各三两）　茯苓（六两）　甘草（二两）

上五味，以水六升，煮取二升，分温三服。

里水，越婢加术汤主之，甘草麻黄汤亦主之。

里水，即前"一身面目黄肿，脉沉，小便不利"之证。越婢汤，义见前。甘草、麻黄，亦内助土气，外行水气之法也。

越婢加术汤方　（见上）

甘草麻黄汤方

甘草（二两）　麻黄（四两）

上二味，以水五升，先煮麻黄，去上沫，内甘草，煮取三升，温服一升，重覆汗出，不汗再服。慎风寒。

水之为病，其脉沉小，属少阴；浮者为风。无水虚胀者为气。水，发其汗即已。脉沉者，宜麻黄附子汤；浮者，宜杏子汤。

水气，脉沉小者，属少阴，言肾水也；脉浮者，为风，即风水也。其无水而虚胀者，则为气病，而非水病矣。气病不可发汗，水病发其汗则已。然而发汗之法，亦有不同，少阴则当温其经，风水即当通其肺，故曰"脉沉者，宜麻黄附子汤；脉浮者，宜杏子汤"，沉谓少阴，浮谓风也。

麻黄附子汤方

麻黄（三两）　甘草（二两）　附子（一枚，炮）

上三味，以水七升，先煮麻黄，去上沫，内诸药，煮取二升半，温服八合，日三服。

杏子汤方 （缺，恐是麻黄杏仁甘草石膏汤）

厥而皮水者，蒲灰散主之。

厥而皮水者，水邪外盛，隔其身中之阳，不行于四肢也。此厥之成于水者，去其水则厥自愈，不必以附子、桂枝之属，助其内伏之阳也。蒲灰散，义见前。

蒲灰散方 （见"消渴"）

问曰：黄汗之为病，身体肿，发热汗出而渴，状如风水，汗沾衣，色正黄如柏汁，脉自沉，何从得之？

师曰：以汗出入水中浴，水从汗孔入得之，宜芪芍桂酒汤主之。

黄汗之病，与风水相似，但"风水脉浮，而黄汗脉沉；风水恶风，而黄汗不恶风"为异，其汗沾衣，色正黄如柏汁，则黄汗之所独也。风水为风气外合水气，黄汗为水气内遏热气，热被水遏，水与热得，交蒸互郁，汗液则黄。黄芪、桂枝、芍药，行阳益阴，得酒则气益和而行愈周，盖欲使营卫大行而邪气毕达耳。云"苦酒阻"者，欲行而未得遽行，久积药力，乃自行耳，故曰"服至六七日乃解"。

按前第二条云"小便通利，上焦有寒，其口多涎，此为黄汗"，第四条云"身肿而冷，状如周痹"，此云"黄汗之病，身体肿，发热汗出而渴"，后又云"剧者不能食，身疼重，小便不利"，何前后之不侔也？

岂新久、微甚之辨欤？夫病邪初受，其未郁为热者，则身冷，小便利，口多涎；其郁久而热甚者，则身热而渴，小便不利，亦自然之道也。

芪芍桂酒汤方

黄芪（五两）　芍药　桂枝（各三两）

上三味，以苦酒一升、水七升相合，煮取三升，温服一升，当心烦，服至六七日乃解。若心烦不止者，以苦酒阻故也。

黄汗之病，两胫自冷；假令发热，此属历节；食已汗出，又身尝暮盗汗出者，此劳气也。若汗出已，反发热者，久久其身必甲错；发热不止

金匮要略心典

161

者，必生恶疮；若身重，汗出已，辄轻者，久久必身瞤，瞤即胸中痛；又从腰以上汗出，下无汗，腰髋弛痛，如有物在皮中状。剧者不能食，身疼重，烦躁，小便不利。此为黄汗，桂枝加黄芪汤主之。

两胫自冷者，阳被郁而不下通也。黄汗本发热，此云"假令发热，便为历节"者，谓胫热，非谓身热也。盖历节、黄汗病形相似，而历节一身尽热，黄汗则身热而胫冷也。食已汗出，又身尝暮卧盗汗出者，营中之热因气之动而外浮，或乘阳之间而潜出也。然黄汗，郁证也，汗出则有外达之机。若汗出已，反发热者，是热与汗俱出于外，久而肌肤甲错，或生恶疮，所谓自内之外而盛于外也。若汗出已，身重辄轻者，是湿与汗俱出也。然湿虽出，而阳亦伤，久必身瞤而胸中痛。若从腰以上汗出，下无汗者，是阳上通而不下通也，故腰髋弛痛，如有物在皮中状。其病之剧而未经得汗者，则窒于胸中而不能食，壅于肉理而身体重，郁于心而烦躁，闭于下而小便不通利也。此其进退、微甚之机，不同如此，而要皆水气伤心之所致，故曰"此为黄汗"。桂枝、黄芪，亦行阳散邪之法；而尤赖饮热稀粥取汗，以发交郁之邪也。

桂枝加黄芪汤方

桂枝　芍药　甘草　黄芪（各二两）　　生姜（三两）　　大枣（十二枚）

上六味，以水八升，煮取三升，温服一升，须臾，啜热稀粥一升余，以助药力，温覆取微汗。若不汗，更服。

师曰：寸口脉，迟而涩，迟则为寒，涩为血不足。趺阳脉，微而迟，微则为气，迟则为寒，寒气不足，即手足逆冷；手足逆冷，则营卫不利；营卫不利，则腹满胁鸣相逐，气转膀胱。营卫俱劳，阳气不通即身冷，阴气不通即骨疼；阳前通则恶寒，阴前通则痹不仁。阴阳相得，其气乃行；大气一转，其气乃散。实则失气，虚则遗溺，名曰气分。

微则为气者，为气不足也。寒气不足，该寸口、趺阳为言，寒而气血复不足也。寒气不足，则手足无气而逆冷，营卫无源而不利。由是脏腑之中，真气不充，而客寒独胜，则腹满胁鸣相逐，气转膀胱，即后所谓失气、遗溺之端也。营卫俱劳者，营卫俱乏竭也。阳气温于表，故不通则身冷；阴气营于里，故不通即骨疼。不通者，虚极而不能行，与有余而壅者不同。阳前通则恶寒，阴前通则痹不仁者，阳先行而阴不与俱行，则阴失阳而恶寒；阴先行而阳不与俱行，则阳独滞而痹不仁也。盖阴与阳，常相须也，不可失，失则气机不续而邪乃著，不失则上下交通而邪不容，故曰"阴阳相得，其气乃行；大气一转，其气乃散"。失气、遗溺，皆相失之征。曰气分者，谓寒气乘阳之虚，而病于气也。

气分，心下坚大如盘，边如旋盘，桂甘姜枣麻辛附子汤主之。

气分，即寒气乘阳之虚，而结于气者。心下坚大如盘，边如旋盘，其势亦已甚矣。然不直攻其气，而以辛甘温药行阳以化气，视后人之袭用枳、朴、香、砂者，工拙悬殊矣。云"当汗出如虫行皮中"者，盖欲使既结之阳，复行周身而愈也。

桂甘姜枣麻辛附子汤方

桂枝　生姜（各三两）　细辛（二两）　甘草　麻黄（各二两）　附子（一枚，炮）　大枣（十二枚）

上七味，以水七升，先煮麻黄，去上沫，内诸药，煮取二升，分温三服，当汗出如虫行皮中，即愈。

心下坚大如盘，边如旋盘，水饮所作，枳术汤主之。

证与上同，曰"水饮所作"者，所以别于气分也。气无形，以辛甘散之；水有形，以苦泄之也。

枳术汤方

枳实（七枚）　白术（二两）

上二味，以水五升，煮取三升，分温三服，腹中软，即当散也。

附方：

《外台》防己黄芪汤

治风水，脉浮为在表，其人或头汗出，表无他病，病者但下重，从腰以上为和，腰以下当肿及阴，难以屈伸。（方见风湿）

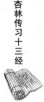

卷 下

黄瘅病脉证并治第十五

寸口脉，浮而缓，浮则为风，缓则为痹，痹非中风，四肢苦烦，脾色必黄，瘀热以行。

脉浮为风，脉缓为湿，云"为痹"者，风与湿合而痹也。然非风痹疼痛之谓，故又曰"痹非中风"，所以然者，风得湿而变热，湿应脾而内行，是以四肢不疼而苦烦，脾脏瘀热而色黄。脾者，四运之轴也。脾以其所瘀之热，转输流布，而肢体面目尽黄矣，故曰"瘀热以行"。

趺阳脉，紧而数，数则为热，热则消谷，紧则为寒，食即为满。尺脉浮为伤肾，趺阳脉紧为伤脾，风寒相搏，食谷即眩，谷气不消，胃中苦浊，浊气下流，小便不通，阴被其寒，热流膀胱，身体尽黄，名曰谷瘅。

趺阳脉数为热者，其热在胃，故消谷；脉紧为寒者，其寒在脾，故满。满者必生湿，胃热而脾湿，亦黄病之原也。尺脉浮为伤肾者，风伤肾也；趺阳脉紧为伤脾者，寒伤脾也。肾得风而生热，脾得寒而生湿，又黄病之原也。湿热相合，其气必归脾胃，脾胃者，仓廪之官也，谷入而助其热则眩，谷不消而气以瘀，则胃中苦浊，浊气当出下窍，若小便通，则浊随溺去；今不通，则浊虽下流，而不外出，于是阴受其湿，阳受其热，转相流被，而身体尽黄矣。曰谷瘅者，病虽始于风寒，而实成于谷气耳。

额上黑，微汗出，手足中热，薄暮即发，膀胱急，小便自利，名曰女劳瘅。腹如水状，不治。

肾劳而热，黑色上出，犹脾病而黄外见也。额，于部为庭。《灵枢》云：庭者，颜也。又云：肾病者，颧与颜黑。微汗出者，肾热上行，而气通于心也。手足心热，薄暮即发者，病在里在阴也。膀胱急者，肾热所逼也。小便自利，病不在腑也。此得之房劳过度，热从肾出，故名曰女劳瘅。若腹如水状，则不特阴伤，阳亦伤矣，故曰不治。

心中懊憹而热，不能食，时欲吐，名曰酒疸。

懊憹，郁闷不宁之意。热内蓄则不能食，热上冲则时欲吐，酒气熏心，而味归脾胃也。此得之饮酒过多所致，故名酒疸。

阳明病，脉迟，食难用饱，饱则发烦头眩，小便必难，此欲作谷疸；虽下之，腹满如故。所以然者，脉迟故也。

脉迟胃弱，则谷化不速；谷化不速，则谷气郁而生热，而非胃有实热，故虽下之而腹满不去。伤寒里实，脉迟者尚未可攻，况非里实者耶？

夫病酒黄疸，必小便不利，其候心中热，足下热，是其证也。

酒黄疸者，或无热，静言了了，腹满欲吐，鼻燥，其脉浮者先吐之，沉弦者先下之。

酒疸，心中热，欲吐者，吐之愈。

酒之湿热，积于中而不下出，则为酒疸。积于中则心中热，注于下则足下热也。酒黄疸者，心中必热，或亦有不热，静言了了者，则其热不聚于心中，而或从下积为腹满，或从上冲为欲吐、鼻燥也。腹满者可下之，欲吐者可因其势而越之，既腹满且欲吐，则可下亦可吐。然必审其脉浮者，则邪近上，宜先吐；脉沉弦者，则邪近下，宜先下也。

酒疸下之，久久为黑疸，目青面黑，心中如啖蒜状，大便正黑，皮肤爪之不仁，其脉浮弱，虽黑微黄，故知之。

酒疸虽有可下之例，然必审其腹满、脉沉弦者而后下之；不然，湿热乘虚陷入血中，则变为黑疸，目青面黑，皮肤不仁，皆血变而瘀之征也。然虽曰黑疸，而其原则仍是酒家，故心中热气熏灼，如啖蒜状，一如懊憹之无奈也；且其脉当浮弱，其色虽黑，当微黄，必不如女劳疸之色纯黑而脉必沉也。

师曰：病黄疸，发热烦渴，胸满口燥者，以病发时火劫其汗，两热所得。然黄家所得，从湿得之，一身尽发热而黄，肚热，热在里，当下之。

烦满燥渴，病发于热，而复以火劫之，以热遇热，相得不解，则发黄疸。然非内兼湿邪，则热与热相攻，而反相散矣，何疸病之有哉？故曰"黄家所得，从湿得之"，明其病之不独因于热也。而治此病者，必先审其在表在里，而施或汗或下之法。若一身尽热，而腹热尤甚，则其热为在里，里不可从表散，故曰当下。

脉沉，渴欲饮水，小便不利者，皆发黄。腹满，舌痿黄，躁不得睡，属黄家。

脉沉者，热难外泄；小便不利者，热不下出。而渴饮之水，与热相得，适足以蒸郁成黄而已。脾之脉，连舌本，散舌下。腹满舌痿，脾不行矣。脾不行者有湿，躁不得睡者有热，热湿相搏，则黄瘅之候也。

黄瘅之病，当以十八日为期，治之十日以上差，反剧为难治。

土无定位，寄王于四季之末各十八日。黄者，土气也，内伤于脾，故即以土王之数，为黄病之期。盖谓十八日脾气至，而虚者当复，即实者亦当通也。治之十日以上差者，邪浅而正胜之则易治，否则邪反胜正而增剧，所谓病胜脏者也，故难治。

瘅而渴者，其瘅难治。瘅而不渴者，其瘅可治。发于阴部，其人必呕；阳部，其人振寒而发热也。

瘅而渴，则热方炽，而湿且日增，故难治；不渴，则热已减，而湿亦自消，故可治。阴部者，里之脏腑，关于气，故呕；阳部者，表之躯壳，属于形，故振寒而发热。此阴阳、内外、浅深、微甚之辨也。

谷瘅之病，寒热不食，食即头眩，心胸不安，久久发黄，为谷瘅，茵陈蒿汤主之。

谷瘅为阳明湿热瘀郁之证，阳明既郁，营卫之源，壅而不利，则作寒热；健运之机，窒而不用，则为不食。食入，则适以助湿热，而增逆满，为头眩、心胸不安而已。茵陈、栀子、大黄，苦寒通泄，使湿热从小便出也。

茵陈蒿汤方

茵陈蒿（六两）　栀子（十四枚）　大黄（二两）

上三味，以水一斗，先煮茵陈，减六升，内二味，煮取三升，去滓，分温三服。小便当利，尿如皂角汁状，色正赤，一宿腹减，黄从小便去也。

黄家，日晡所发热，而反恶寒，此为女劳得之。膀胱急，少腹满，身尽黄，额上黑，足下热，因作黑瘅，其腹胀如水状，大便必黑，时溏，此女劳之病，非水病也。腹满者，难治。硝石矾石散主之。

黄家，日晡所本当发热，乃不发热而反恶寒者，此为女劳肾热所致，与酒瘅、谷瘅不同。酒瘅、谷瘅热在胃，女劳瘅热在肾，胃浅而肾深，热深则外反恶寒也。膀胱急，额上黑，足下热，大便黑，皆肾热之征，虽少腹满胀有如水状，而实为肾热而气内蓄，非脾湿而水不行也。惟是证兼腹满，则阳气并伤，而其治为难耳。硝石咸寒除热，矾石除痼热在骨髓，骨与肾合，用以清肾热也。大麦粥和服，恐伤胃也。

硝石矾石散方

硝石（熬黄）　矾石（烧，等分）

上二味，为散，大麦粥汁和，服方寸匕，日三服。病随大小便去，小便正黄，大便正黑，是其候也。

酒疸，心中懊恼或热痛，栀子大黄汤主之。

酒家热积而成实，为心中懊恼，或心中热痛。栀子、淡豉彻热于上，枳实、大黄除实于中，亦上下分消之法也。

栀子大黄汤方

栀子（十四枚）　大黄（二两）　枳实（五枚）　豉（一升）

上四味，以水六升，煮取二升，分温三服。

诸病黄家，但利其小便；假令脉浮，当以汗解之，宜桂枝加黄芪汤主之。

小便利，则湿热除，而黄自已，故利小便为黄家通法。然脉浮则邪近在表，宜从汗解，亦“脉浮者，先吐之”之意。但本无外风而欲出汗，则桂枝发散之中，必兼黄芪固卫，斯病去而表不伤，抑亦助正气以逐邪气也。

桂枝加黄芪汤方 （见“水气”）

诸黄，猪膏发煎主之。

此治黄疸不湿而燥者之法。按《伤寒类要》云：男子、女人黄疸，饮食不消，胃胀，热生黄衣，在胃中有燥屎使然，猪膏煎服则愈。盖湿热经久，变为坚燥，譬如罨曲，热久则湿去而干也。《本草》猪脂利血脉，解风热；乱发消瘀，开关格，利水道，故曰“病从小便出”。

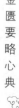

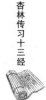

猪膏发煎方

猪膏（半斤）　乱发（如鸡子大，三枚）

上二味，和膏中煎之，发消药成，分再服，病从小便出。《千金》云：太医校尉史脱家婢黄病，服此，胃中燥粪下，便差，神验。

黄瘅病，茵陈五苓散主之。

此正治湿热成瘅者之法。茵陈散结热，五苓利水去湿也。

茵陈五苓散方

茵陈（十分，末）　五苓散（五分）

上二味和，先食，饮服方寸匕，日三服。

黄瘅腹满，小便不利而赤，自汗出，此为表和里实，当下之，宜大黄硝石汤。

腹满，小便不利而赤，为里实；自汗出，为表和。大黄硝石亦下热去实之法，视栀子大黄及茵陈蒿汤较猛也。

大黄硝石汤方

大黄　黄柏　硝石（各四两）　栀子（十五枚）

上四味，以水六升，煮取二升，去滓，内硝，更煮，取一升，顿服。

黄瘅病，小便色不变，欲自利，腹满而喘，不可除热，热除必哕，哕者，小半夏汤主之。

便清自利，内无热征，则腹满非里实，喘非气盛矣，虽有瘅热，亦不可以寒药攻之；热气虽除，阳气则伤，必发为哕。哕，呃逆也。魏氏谓"胃阳为寒药所坠，欲升而不能"者是也。小半夏温胃止哕，哕止，然后温理中脏，使气盛而行健，则喘满除，黄病去，非小半夏能治瘅也。

小半夏汤方 　　（见"痰饮"）

诸黄，腹痛而呕者，宜柴胡汤。

腹痛而呕，病在少阳。脾胃病者，木邪易张也，故以小柴胡散邪气，止痛呕，亦非小柴胡能治诸黄也。

柴胡汤方 （即小柴胡汤，见"呕吐"）

男子黄，小便自利，当与虚劳小建中汤。

小便利者，不能发黄，以热从小便去也；今小便利，而黄不去，知非热病，乃土虚而色外见，宜补中而不可除热者也。夫黄疸之病，湿热所郁也，故在表者汗而发之，在里者攻而去之，此大法也。乃亦有不湿而燥者，则变清利为润导，如猪膏发煎之治也；不热而寒，不实而虚者，则变攻为补，变寒为温，如小建中之法也；其有兼证错出者，则先治兼证，而后治本证，如小半夏及小柴胡之治也。仲景论黄疸一证，而于正变虚实之法，详尽如此，其心可谓尽矣。

附方：

瓜蒂散

治诸黄。（方见"暍"）

按《删繁方》云"服讫，吐出黄汁"，亦治脉浮欲吐者之法也。

《千金》麻黄醇酒汤

治黄疸。

麻黄（三两）

上一味，以美酒五升，煮取二升半，顿服尽。冬月用酒，春月用水煮之。

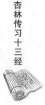

惊悸吐衄下血胸满瘀血病脉证治第十六

寸口脉，动而弱，动即为惊，弱则为悸。

惊则气乱，故脉动；悸属里虚，故脉弱。动即为惊者，因惊而脉动，病从外得；弱则为悸者，因弱而为悸，病自内生；其动而且弱者，则内已虚，而外复干之也。

师曰：尺脉浮，目睛晕黄，衄未止，晕黄去，目睛慧了，知衄今止。

尺脉浮，知肾有游火；目睛晕黄，知肝有蓄热。衄病得此，则未欲止，盖血为阴类，为肾肝之火热所逼而不守也。若晕黄去，目睛且慧了，知不独肝热除，肾热亦除矣，故其衄今当止。

又曰：从春至夏衄者太阳，从秋至冬衄者阳明。

血从阴经并冲任而出者则为吐，从阳经并督脉而出者则为衄，故衄病皆在阳经，但春夏阳气浮，则属太阳；秋冬阳气伏，则属阳明为异耳。所以然者，就阴阳言，则阳主外，阴主内；就三阳言，则太阳为开，阳明为合，少阳之脉不入鼻颊，故不主衄也。

或问：衄皆在阳是已，然所谓"尺脉浮，目睛晕黄"者，非阴中事乎？

曰：前所谓"尺脉浮，目睛晕黄"者，言火自阴中出，非言衄自阴中来也。此所谓太阳、阳明者，言衄所从出之路也。谁谓病之在阳者，不即为阴之所迫而然耶？

衄家不可汗，汗出必额上陷，脉紧急，直视不能眴，不得眠。

血与汗皆阴也，衄家复汗，则阴重伤矣。脉者血之府，额上陷者，额上两旁之动脉，因血脱于上而陷下不起也。脉紧急者，寸口之脉，血不荣而失其柔，如木无液而枝乃劲也。直视不眴不眠者，阴气亡则阳独胜也。经云"夺血者无汗"，此之谓夫。

病人面无色，无寒热，脉沉弦者，衄；脉浮弱，手按之绝者，下血；烦咳者，必吐血。

面无色，血脱者，色白不泽也。无寒热，病非外感也。衄因外感者，其脉必浮大，阳气重也；衄因内伤者，其脉当沉弦，阴气厉也。虽与前尺脉浮不同，其为阴之不靖则一也。若脉浮弱，按之绝者，血下过多，而阴脉不充也。烦咳者，血从上溢，而心肺焦燥也。此皆病成而后见之诊也。

夫吐血，咳逆上气，其脉数而有热，不得卧者，死。

脉数身热，阳独胜也。吐血，咳逆上气，不得卧，阴之烁也。以既烁之阴，而从独胜之阳，有不尽不已之势，故死。

夫酒客咳者，必致吐血，此因极饮过度所致也。

酒之热毒，积于胃而熏于肺则咳，久之肺络热伤，其血必随咳而吐出。云"此因极饮过度所致"者，言当治其酒热，不当治其血也。

寸口脉，弦而大，弦则为减，大则为芤，减则为寒，芤则为虚，虚寒相搏，此名为革，妇人则半产、漏下，男子则亡血。

此条已见"虚劳病"中，仲景复举之者，盖谓亡血之证有从虚寒得之者耳。

亡血，不可发其表，汗出即寒栗而振。

亡血者，亡其阴也；更发其表，则阳亦伤矣。阳伤者，外不固，故寒栗；阴亡者，内不守，故振振动摇。前衄血复汗，为竭其阴；此则并亡其阳，皆所谓粗工嘻嘻者也。

病人胸满唇痿，舌青口燥，但欲漱水不欲咽，无寒热，脉微大来迟，腹不满，其人言"我满"，为有瘀血。

病者如有热状，烦满，口干燥而渴，其脉反无热，此为阴伏，是瘀血也，当下之。

此二条辨瘀血之见证。胸满者，血瘀而气为之不利也。唇痿舌青，血不荣也。口燥欲漱水者，血结则气燥也。无寒热，病不由表也。脉微大来迟，血积经隧，则脉涩不利也。腹不满，其人言"我满"，外无形而内实有滞，知其血积在阴，而非气壅在阳也，故曰"为有瘀血"。如有热状，即下所谓"烦满，口干燥而渴"也。脉无热，不数大也。有热证而无热脉，知为血瘀不流，不能充泽所致，故曰"此为阴伏"。阴伏者，阴邪结而伏于内也，故曰"当下"。

火邪者，桂枝去芍药加蜀漆牡蛎龙骨救逆汤主之。

此但举"火邪"二字，而不详其证。按《伤寒论》云：伤寒脉浮，医以火迫劫之，亡阳，必惊狂，起卧不安。又曰：太阳病，以火熏之，不得汗，其人必躁，到经不解，必圊血，名为火邪。仲景此条殆为惊悸下血备其证欤？桂枝汤，去芍药之酸，加蜀漆之辛，盖欲使火气与风邪一时并散，而无少有留滞，所谓"从外来者，驱而出之于外"也。龙骨、牡蛎，则收敛其浮越之神与气尔。

桂枝去芍药加蜀漆牡蛎龙骨救逆汤方

桂枝（三两，去皮）　甘草（二两，炙）　龙骨（四两）　牡蛎（五两，熬）　生姜（三两）　大枣（十二枚）　蜀漆（三两，洗去腥）

上为末，以水一斗二升，先煮蜀漆，减二升，内诸药，煮取三升，去滓，温服一升。

心下悸者，半夏麻黄丸主之。

此治饮气抑其阳气者之法。半夏蠲饮气，麻黄发阳气。妙在作丸与服，缓以图之，则麻黄之辛甘，不能发越津气，而但升引阳气；即半夏之苦辛，亦不特蠲除饮气，而并和养中气。非仲景神明善变者，其孰能与于此哉？

半夏麻黄丸方

半夏　麻黄（各等分）

上二味，末之，炼蜜和丸，小豆大，饮服三丸，日三服。

吐血不止者，柏叶汤主之。

按：《仁斋直指》云：血遇热则宣行，故止血多用凉药，然亦有气虚挟寒，阴阳不相为守，营气虚散，血亦错行者，此干姜、艾叶之所以用也；而血既上溢，其浮盛之势，又非温药所能御者，故以柏叶抑之使降，马通引之使下，则妄行之血，顺而能下，下而能守矣。

柏叶汤方

柏叶　干姜（各三两）　艾（三把）

上三味，以水五升，取马通汁一升，合煮取一升，分温再服。《千金》加阿胶三两，亦佳。

下血，先便后血，此远血也，黄土汤主之。

下血，先便后血者，由脾虚气寒，失其统御之权，而血为之不守也。

脾去肛门远，故曰远血。黄土温燥入脾，合白术、附子，以复健行之气；阿胶、生地黄、甘草，以益脱竭之血；而又虑辛温之品，转为血病之厉，故又以黄芩之苦寒防其太过，所谓有制之师也。

黄土汤方

甘草　干地黄　白术　附子（炮）　阿胶　黄芩（各三两）　灶中黄土（半斤）

上七味，以水八升，煮取三升，分温二服。

下血，先血后便，此近血也，赤豆当归散主之。（方见"狐惑"）

下血，先血后便者，由大肠伤于湿热，而血渗于下也。大肠与肛门近，故曰近血。赤小豆能行水湿，解热毒；当归引血归经，且举血中陷下之气也。

心气不足，吐血衄血，泻心汤主之。

心气不足者，心中之阴气不足也。阴不足，则阳独盛，血为热迫，而妄行不止矣。大黄、黄连、黄芩，泻其心之热而血自宁。寇氏云：若心气独不足，则当不吐衄也；此乃邪热因不足而客之，故令吐衄，以苦泄其热，以苦补其心，盖一举而两得之。此说亦通。《济众方》用大黄、生地汁治衄血，其下热凉血，亦泻心汤类耳。

泻心汤方

大黄（二两）　黄连　黄芩（各一两）
上三味，以水三升，煮取一升，顿服之。

呕吐哕下利病脉证治第十七

夫呕家有痈脓，不可治呕，脓尽自愈。

痈脓，胃中有痈，脓从呕出也。是因痈脓而呕，脓尽痈已，则呕自愈，不可概以止吐之药治之也。

先呕却渴者，此为欲解；先渴却呕者，为水停心下，此属饮家。呕家本渴，今反不渴者，心下有支饮故也，此属支饮。

呕家必有停痰宿水，先呕却渴者，痰水已去，而胃阳将复也，故曰"此为欲解"；先渴却呕者，因热饮水过多，热虽解而饮旋积也，此呕因积饮所致，故曰"此属饮家"。呕家本渴，水从呕去故也；今反不渴者，以宿有支饮在心下，愈动而愈出也，故曰"此属支饮"。

问曰：病人脉数，数为热，当消谷引饮，而反吐者，何也？

师曰：以发其汗，令阳微，膈气虚，脉乃数，数为客热，不能消谷，胃中虚冷故也。脉弦者，虚也。胃气无余，朝食暮吐，变为胃反，寒在于上，医反下之，令脉反弦，故名曰虚。

脉数为热，乃不能消谷引饮而反吐者，以发汗过多，阳微膈虚所致，则其数为客热上浮之数，而非胃实气热之数矣。客热如客之寄，不久即散，故不能消谷也。脉弦为寒，乃不曰"寒"，而曰"虚"者，以寒在于上，而医反下之所致，故其弦非阴寒外加之弦，而为胃虚生寒之弦矣。胃虚且寒，阳气无余，则朝食暮吐，而变为胃反也。读此，知数脉、弦脉均有虚候，曰热、曰寒，盖浅之乎言脉者耳。

寸口脉，微而数，微则无气，无气则营虚，营虚则血不足，血不足则胸中冷。

此因数为客热，而推言脉微而数者，为无气，而非有热也。气者，营之主，故无气则营虚；营者，血之源，故营虚则血不足；营卫俱虚，则胸中之积而为宗气者少矣，故胸中冷。

合上二条言之，客热固非真热，不可以寒治之；胸中冷亦非真冷，不可以热治之。是皆当以温养真气为主。真气，冲和纯粹之气，此气浮则生热，沉则生冷，温之则浮焰自收，养之则虚冷自化。若热以寒治，寒以热治，则真气愈虚，寒热内贼，而其病益甚矣。

趺阳脉，浮而涩，浮则为虚，涩则伤脾，脾伤则不磨，朝食暮吐，暮食朝吐，宿谷不化，名曰胃反，脉紧而涩，其病难治。

此因胃气无余，变为胃反，而推言其病之并在于脾也。夫胃为阳，脾为阴，浮则为虚者，胃之阳虚也；涩则伤脾者，脾之阴伤也。谷入于胃而运于脾，脾伤则不能磨，脾不磨则谷不化，而朝食者暮当下，暮食者朝当下；若谷不化则不得下，不得下，必反而上出也。夫脾胃，土也，土德本缓，而脉反紧，则肝有余；土气本和，而脉反涩，则血不足。脏真不足，而贼邪有余，故曰难治。

病人欲吐者，不可下之。

病人欲吐者，邪在上而气方逆，若遽下之，病气必与药气相争，而正乃蒙其祸矣。否则里虚邪入，病气转深，或痞或利，未可知也。故曰"不可下之"。

哕而腹满，视其前后，知何部不利，利之愈。

哕而腹满者，病在下而气溢于上也，与病人欲吐者不同，故当视其前后二阴，知何部不利而利之，则病从下出，而气不上逆，腹满与哕俱去矣。

呕而胸满者，吴茱萸汤主之。

胸中，阳也。呕而胸满，阳不治而阴乘之也。故以吴茱萸散阴降逆，人参、姜、枣补中益阳气。

吴茱萸汤方

吴茱萸（一升）　人参（三两）　生姜（六两）　大枣（十二枚）

上四味，以水五升，煮取三升，温服七合，日三服。

干呕吐涎沫，头痛者，吴茱萸汤主之。

干呕吐涎沫，上焦有寒也。头者诸阳之会，为阴寒之邪上逆而痛，故亦宜茱萸汤，以散阴气而益阳气。呕而肠鸣，心下痞者，半夏泻心汤主之。

邪气乘虚，陷入心下，中气则痞；中气既痞，升降失常，于是阳独上逆而呕，阴独下走而肠鸣。是虽三焦俱病，而中气为上下之枢，故不必治其上下，而但治其中。黄连、黄芩苦以降阳，半夏、干姜辛以升阴，阴升阳降，痞将自解；人参、甘草则补养中气，以为交阴阳通上下之用也。

半夏泻心汤方

半夏（半斤，洗）　黄芩　干姜　人参（各三两）　甘草（三两，炙）
黄连（一两）　大枣（十二枚）

上七味，以水一斗，煮取六升，去滓，再煮，取三升，温服一升，日三服。

干呕而利者，黄芩加半夏生姜汤主之。

此伤寒热邪入里作利，而复上行为呕者之法。而杂病肝胃之火上冲下注者，亦复有之。半夏、生姜散逆于上，黄芩、芍药除热于里；上下俱病，中气必困，甘草、大枣，合芍药、生姜，以安中而正气也。

黄芩加半夏生姜汤方

黄芩　生姜（各三两）　甘草（二两）　芍药（一两）　半夏（半升）大枣（十二枚）

上六味，以水一斗，煮取三升，去滓，温服一升，日再夜一服。

诸呕吐，谷不得下者，小半夏汤主之。

呕吐，谷不得下者，胃中有饮，随气上逆，而阻其谷入之路也。故以半夏消饮，生姜降逆。逆止饮消，谷斯下矣。

小半夏汤方　（见"痰饮"）

呕吐，而病在膈上，后思水者解，急与之。思水者，猪苓散主之。

病在膈上，病膈间有痰饮也。后思水者，知饮已去，故曰欲解，即"先呕却渴者，此为欲解"之义。夫饮邪已去，津液暴竭，而思得水，设不得，则津亡而气亦耗，故当急与。而呕吐之余，中气未复，不能胜水，设过与之，则旧饮方去，新饮复生，故宜猪苓散，以崇土而逐水也。

猪苓散方

猪苓　茯苓　白术（各等分）

上三味，杵为散，饮服方寸匕，日三服。

呕而脉弱，小便复利，身有微热，见厥者难治，四逆汤主之。

脉弱便利而厥，为内虚且寒之候，则呕非火邪，而是阴气之上逆；热非实邪，而是阳气之外越矣。故以四逆汤，救阳驱阴为主。然阴方上冲，而阳且外走，其离决之势，有未可即为顺接者，故曰难治。或云：呕与身热为邪实，厥利脉弱为正虚，虚实互见，故曰难治，四逆汤舍其标而治其本也。亦通。

四逆汤方

附子（一枚，生用）　干姜（一两半）　甘草（二两，炙）

上二味，以水三升，煮取一升二合，去滓，分温再服。强人可大附子一枚，干姜三两。

呕而发热者，小柴胡汤主之。

呕而发热，邪在少阳之经。欲止其呕，必解其邪，小柴胡则和解少阳之正法也。

小柴胡汤方

柴胡（半斤）　半夏（一升）　黄芩　人参　甘草　生姜（各三两）
大枣（十二枚）

上七味，以水一斗，煮取六升，去滓，再煎，取三升，温服一升，日三服。

胃反呕吐者，大半夏汤主之。

胃反呕吐者，胃虚不能消谷，朝食而暮吐也。又，胃脉本下行，虚则反逆也。故以半夏降逆，人参、白蜜益虚安中。东垣云：辛药生姜之类治呕吐，但治上焦气壅表实之病；若胃虚谷气不行，胸中闭塞而呕者，惟宜益胃推扬谷气而已，此大半夏汤之旨也。

大半夏汤方

半夏（二升）　人参（三两）　白蜜（一升）

上三味，以水一斗二升，和蜜，扬之二百四十遍，煮药，取二升半，温服一升，余分再服。

食已即吐者，大黄甘草汤主之。

经云：清阳出上窍，浊阴出下窍。本乎天者亲上，本乎地者亲下也。若下既不通，必反上逆，所谓"阴阳反作，气逆不从"，食虽入胃，而气反出之矣。故以大黄通其大便，使浊气下行浊道，而呕吐自止；不然，止之降之无益也。东垣通幽汤，治幽门不通，上冲吸门者，亦是此意，但有缓急之分耳。

再按：经云：阳气者闭塞，地气者冒明，云雾不精，则上应白露不下。夫阳气，天气也。天气闭，则地气干矣。云雾出于地，而雨露降于天，地不承则天不降矣。可见天地阴阳，同此气机，和则俱和，乖则并乖。人与天地相参，故肺气象天，病则多及二阴、脾胃；大小肠象地，病则多及上窍。丹溪治小便不通，用吐法以开提肺气，使上窍通而下窍亦通，与大黄甘草汤之治呕吐，法虽异而理可通也。

大黄甘草汤方

大黄（四两）　甘草（一两）

上二味，以水三升，煮取一升，分温再服。

胃反，吐而渴欲饮水者，茯苓泽泻汤主之。

猪苓散，治吐后饮水者，所以崇土气，胜水气也。茯苓泽泻汤，治吐未已而渴欲饮水者，以吐未已，知邪未去，则宜桂枝、甘、姜散邪气，苓、术、泽泻消水气也。

茯苓泽泻汤方

茯苓（半斤）　泽泻（四两）　甘草　桂枝（各二两）　白术（三两）
生姜（四两）

上六味，以水一斗，煮取三升，内泽泻，再煮，取二升半，温服八合，日三服。

吐后，渴欲得水，而贪饮者，文蛤汤主之。兼主微风，脉紧头痛。

吐后，水去热存，渴欲得水，与前猪苓散证同，虽复贪饮，亦止热甚而然耳，但与除热导水之剂足矣。乃复用麻黄、杏仁等发表之药者，必兼有客邪郁热于肺不解故也，观方下云"汗出即愈"，可以知矣。曰"兼主微风，脉紧头痛"者，以麻杏甘石本擅驱风发表之长耳。

文蛤汤方

文蛤（五两）　麻黄　甘草　生姜（各三两）　石膏（五两）　杏仁

（五十粒）　　大枣（十二枚）

上七味，以水六升，煮取二升，温服一升，汗出即愈。

干呕吐逆，吐涎沫，半夏干姜散主之。

干呕吐逆，胃中气逆也。吐涎沫者，上焦有寒，其口多涎也。与前干呕吐涎沫头痛不同，彼为厥阴阴气上逆，此是阳明寒涎逆气不下而已。故以半夏止逆消涎，干姜温中和胃，浆水甘酸，调中引气，止呕哕也。

半夏干姜散方

半夏　干姜（各等分）

上二味，杵为散，取方寸匕，浆水一升半，煮取七合，顿服之。

病人胸中似喘不喘，似呕不呕，似哕不哕，彻心中愦愦然无奈者，生姜半夏汤主之。

寒邪搏饮，结于胸中而不得出，则气之呼吸往来，出入升降者阻矣。似喘不喘，似呕不呕，似哕不哕，皆寒饮与气相搏互击之证也。且饮，水邪也；心，阳脏也。以水邪而逼处心脏，欲却不能，欲受不可，则彻心中愦愦然无奈也。生姜半夏汤，即小半夏汤，而生姜用汁，则降逆之力少，而散结之力多，乃正治饮气相搏，欲出不出者之良法也。

生姜半夏汤方

半夏（半升）　生姜汁（一升）

上二味，以水三升，煮半夏，取二升，内生姜汁，煮取一升半，小冷，分四服，日三夜一，呕止，停后服。

干呕哕，若手足厥者，橘皮汤主之。

干呕哕非反胃，手足厥非无阳，胃不和则气不至于四肢也。橘皮和胃气，生姜散逆气。气行胃和，呕哕与厥自已。未可便认阳虚，而遽投温补也。

橘皮汤方

橘皮（四两）　生姜（半斤）

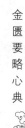

上二味，以水七升，煮取三升，温服一升，下咽即愈。

哕逆者，橘皮竹茹汤主之。

胃虚而热乘之，则作哕逆。橘皮、生姜和胃散逆，竹茹除热止呕哕，人参、甘草、大枣益虚安中也。

橘皮竹茹汤方

橘皮（二斤）　竹茹（二升）　大枣（三十枚）　生姜（半斤）　甘草（五两）　人参（一两）

上六味，以水一斗，煮取三升，温服一升，日三服。

夫六腑气绝于外者，手足寒，上气脚缩；五脏气绝于内者，利不禁，下甚者手足不仁。

六腑为阳，阳者主外，阳绝不通于外，为手足寒；阳不外通，则并而上行，为上气脚缩也。五脏为阴，阴者主内，阴绝不守于内，则下利不禁；甚者不交于阳，而隧道痹闭，为手足不仁也。

下利，脉沉弦者，下重；脉大者，为未止；脉微弱数者，为欲自止，虽发热，不死。

沉为里为下，沉中见弦，为少阳之气滞于下而不得越，故下重。大为邪盛，又大则病进，故为未止。徐氏曰：微弱者，正衰，邪亦衰也。数为阳脉，于微弱中见之，则为阳气将复，故知利欲自止，虽有身热，势必自已，不得比于"下利，热不止者，死"之例也。

下利，手足厥冷，无脉者，灸之不温，若脉不还，反微喘者，死。少阴负趺阳者，为顺也。

下利，厥冷，无脉，阴亡而阳亦绝矣。灸之所以引既绝之阳，乃厥不回，脉不还，而反微喘，残阳上奔，大气下脱，故死。下利为土负水胜之病，少阴负趺阳者，水负而土胜也，故曰顺。

下利，有微热而渴，脉弱者，令自愈。下利，脉数，有微热，汗出，令自愈。设脉紧为未解，下利，脉数而渴者，令自愈。设不差，必圊脓血，以有热故也。下利，脉反弦，发热身汗者，愈。

微热而渴者，胃阳复也；脉弱者，邪气衰也。正复邪衰，故令自愈。脉数，亦阳复也。微热汗出者，气方振而势外达，亦为欲愈之候。设脉紧，则邪尚盛，必能与正相争，故为未解。脉数而渴，阳气已复，亦"下利，有微热而渴"之意。然脉不弱而数，则阳之复者已过，阴寒虽解，而热气转增，将更伤阴而圊脓血也。弦脉阴阳两属，若与发热身汗并见，则弦亦阳也，与"脉数，有微热，汗出"正同，故愈。

按：上数条，皆是伤寒邪气入里之候，故或热，或渴，或汗出，或脉数，阳气既复，邪气得达则愈。若杂病湿热下利之证，则发热、口渴、脉数均非美证。《内经》云：下利，身热者，死。仲景云：下利，手足不逆冷，反发热者，不死。盖《内经》所言者，杂病湿热下利之证；仲景所言者，伤寒阴邪内入之证，二者不可不分也。

下利气者，当利其小便。

下利气者，气随利失，即所谓气利是也。小便得利，则气行于阳，不行于阴而愈，故曰"当利其小便"，喻氏所谓"急开支河"者是也。

下利，寸脉反浮数，尺中自涩者，必圊脓血。

寸浮数者，阳邪强也；尺中涩者，阴气弱也。以强阳而加弱阴，必圊脓血。

下利清谷，不可攻其表，汗出必胀满。

"清"与"圊"同，即完谷也。是为里虚气寒，乃不温养中土，而反攻令汗出，则阳气重虚。阳虚者，气不化，故胀满。

下利，脉沉而迟，其人面少赤，身有微热，下利清谷者，必郁冒汗出而解。病人必微厥，所以然者，其面戴阳，下虚故也。

喻氏曰：下利，脉沉迟，而面少赤，身微热者，阴盛而格阳在上在外也。若其人阳尚有根，其格出者终必复返，阳返而阴未肯降，必郁冒少顷，然后阳胜而阴出为汗，阴出为汗，阴邪乃解，自不下利矣。阳入阴出，俨有"龙战于野，其血玄黄"之象，病人能无微厥乎？

下利后脉绝，手足厥冷，晬时脉还，手足温者生，脉不还者死。

下利后脉绝，手足厥冷者，阴先竭而阳后脱也。是必俟其晬时，经气一周，其脉当还，其手足当温；设脉不还，其手足亦必不温，则死之事也。

下利后，腹胀满，身体疼痛者，先温其里，乃攻其表。温里宜四逆汤，攻表宜桂枝汤。

下利，腹胀满，里有寒也；身体疼痛，表有邪也。然必先温其里，而后攻其表，所以然者，里气不充，则外攻无力；阳气外泄，则里寒转增，自然之势也。而四逆用生附，则寓发散于温补之中；桂枝有甘、芍，则兼固里于散邪之内，仲景用法之精如此。

四逆汤方　（见上）

桂枝汤方

桂枝　白芍　生姜（各三两）　甘草（二两）　大枣（十二枚）

上五味，㕮咀，以水七升，微火煮取三升，去滓，适寒温，服一升。服已须臾，啜稀热粥一升，以助药力，温覆令一时许，遍身漐漐微似有汗者益佳。不可令如水流漓，病必不除。若一服汗出病差，停后服。

下利，三部脉皆平，按之心下坚者，急下之，宜大承气汤。下利，脉迟而滑者，实也，利未欲止，急下之，宜大承气汤。下利，脉反滑者，当有所去，下乃愈，宜大承气汤。下利已差，至其年月日时复发者，以病不尽故也，当下之，宜大承气汤。

下利，有里虚脏脱者，亦有里实腑闭者，昔人所谓"利者不利"是也，按之心下坚，其证的矣。脉虽不实大，而亦未见微弱，自宜急下，使实去则利止，通因通用之法也。脉迟为寒，然与滑俱见，则不为寒，而反为实，以中实有物，能阻其脉行之机也。夫利因实而致者，实不去则利不已，故宜急下。病已差，而至其时复发者，陈积在脾也。脾主信，故按期复发。是当下之，令陈积去，则病本拔而愈。

大承气汤方　（见"痉"）

下利，谵语者，有燥屎也，小承气汤主之。

谵语者，胃实之征，为有燥屎也。与"心下坚，脉滑"者大同，然前用大承气者，以因实而致利，去之惟恐不速也；此用小承气者，以病成而适实，攻之恐伤及其正也。

小承气汤方

大黄（四两）　枳实（三枚）　厚朴（三两，炙）

上三味，以水四升，煮取一升二合，去滓，分温二服，得利则止。

下利，便脓血者，桃花汤主之。

此治湿寒内淫，脏气不固，脓血不止者之法。赤石脂理血固脱，干姜温胃驱寒，粳米安中益气。崔氏去粳米，加黄连、当归，用治热利，乃桃花汤之变法也。

桃花汤方

赤石脂（一斤。一半全用，一半筛末）　干姜（一两）　粳米（一升）

上三味，以水七升，煮米熟，去滓，温服七合，内赤石脂末方寸匕，日三服。若一服愈，余勿服。

热利下重者，白头翁汤主之。

此治湿热下注，及伤寒热邪入里作利者之法。白头翁汤，苦以除湿，寒以胜热也。

白头翁汤方

白头翁　黄连　黄柏　秦皮（各三两）

上四味，以水七升，煮取三升，去滓，温服一升，不愈更服。

下利后更烦，按之心下濡者，为虚烦也，栀子豉汤主之。

下利后更烦者，热邪不从下减，而复上动也。按之心下濡，则中无阻滞可知，故曰虚烦。香豉、栀子能撤热而除烦，得吐则热从上出而愈，"因其高而越之"之意也。

栀子豉汤方

栀子（十四枚，擘）　香豉（四合，绵裹）

上二味，以水四升，先煮栀子，得二升半，内豉，煮取一升半，去滓，分二服，温进一服，得吐则愈。

下利清谷，里寒外热，汗出而厥，通脉四逆汤主之。

挟热下利者，久则必伤脾阴；中寒清谷者，甚则并伤肾阳；里寒外热，汗出而厥，有阴内盛而阳外亡之象。通脉四逆，即四逆加干姜一倍，所谓进而求阳，以收散亡之气也。

通脉四逆汤方

附子（一枚，生用）　干姜（三两，强人可四两）　甘草（二两，炙）

上三味，以水三升，煮取一升二合，去滓，分温再服。

下利肺痛，紫参汤主之。

赵氏曰：大肠与肺合，大抵肠中积聚，则肺气不行，肺有所积，大肠亦不固，二害互为病，大肠病而气塞于肺者痛，肺有积者亦痛。痛必通用，紫参通九窍，利大小肠，气通则痛愈，积去则利自止。喻氏曰：后人有疑此非仲景之方者，夫讵知肠胃有病，其所关全在肺气耶？程氏疑是腹痛。《本草》云：紫参治心腹积聚，寒热邪气。

紫参汤方

紫参（半斤）　甘草（三两）

上二味，以水五升，先煮紫参，取二升，内甘草，煮取一升半，分温三服。

气利，诃黎勒散主之。

气利，气与屎俱失也。诃黎勒涩肠而利气，粥饮安中益肠胃。顿服者，补下治下，制以急也。

诃黎勒散方

诃黎勒（十枚，煨）

上一味，为散，粥饮和，顿服。

附方：

《千金翼》小承气汤

治大便不通，哕数，谵语。（方见上）

《外台》黄芩汤

治干呕下利。

黄芩　人参　干姜（各三两）　桂枝（一两）　大枣（十二枚）　半夏（半升）

上六味，以水七升，煮取三升，温分三服。

此与前黄芩加半夏生姜汤治同，而无芍药、甘草、生姜，有人参、桂枝、干姜，则温里益气之意居多。凡中寒气少者，可于此取法焉。其小承气汤，即前"下利，谵语，有燥屎"之法，虽不赘，可也。

疮痈肠痈浸淫病脉证并治第十八

诸浮数脉，应当发热，而反洒淅恶寒，若有痛处，当发其痈。师曰：诸痈肿，欲知有脓、无脓，以手掩肿上，热者为有脓，不热者为无脓。

浮数脉皆阳也，阳当发热，而反洒淅恶寒者，卫气有所遏而不出也。夫卫主行营气者也，而营过实者，反能阻遏其卫。若有痛处，则营之实者已兆，故曰"当发其痈"。痈肿之候，脓不成则毒不化，而毒不聚则脓必不成。故以手掩其肿上，热者，毒已聚，则有脓；不热者，毒不聚，则无脓也。

肠痈之为病，其身甲错，腹皮急，按之濡，如肿状，腹无积聚，身无热，脉数，此为肠内有痈脓，薏苡附子败酱散主之。

甲错，肌皮干起，如鳞甲之交错，由营滞于中，故血燥于外也。腹皮急，按之濡，气虽外鼓，而病不在皮间也。积聚为肿胀之根，脉数为身热之候，今腹如肿状，而中无积聚，身不发热，而脉反见数，非肠内有痈，营郁成热而何？薏苡，破毒肿，利肠胃，为君；败酱，一名苦菜，治暴热火疮，排脓破血，为臣；附子则假其辛热，以行郁滞之气尔。

金匮要略心典

185

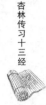

薏苡附子败酱散方

薏苡仁（十分）　附子（二分）　败酱（五分）

上三味，杵为散，取方寸匕，以水二升，煎减半，顿服，小便当下。

肿痈者，少腹肿痞，按之即痛如淋，小便自调，时时发热，自汗出，复恶寒，其脉迟紧者，脓未成，可下之；脉洪数者，脓已成，不可下也。大黄牡丹汤主之。

肿痈，疑即肠痈之在下者，盖前之痈在小肠，而此之痈在大肠也。大肠居小肠之下，逼处膀胱，致小腹肿痞，按之即痛如淋，而实非膀胱为害，故仍小便自调也。小肠为心之合，而气通于血脉；大肠为肺之合，而气通于皮毛，故彼脉数身无热，而此时时发热，自汗出，复恶寒也。脉迟紧者，邪暴遏而营未变，云“可下”者，谓可下之令其消散也。脉洪数者，毒已聚而营气腐，云“不可下”者，谓虽下之而亦不能消之也。大黄牡丹汤，肠痈已成、未成，皆得主之，故曰“有脓当下，无脓当下血”。

大黄牡丹汤方

大黄（四两）　牡丹（一两）　桃仁（五十个）　冬瓜仁（半升）　芒硝（三合）

上五味，以水六升，煮取一升，去滓，内芒硝，再煎沸，顿服之，有脓当下；如无脓，当下血。

问曰：寸口脉浮微而涩，法当亡血若汗出，设不汗出者，云何？

曰：若身有疮，被刀斧所伤，亡血故也。

血与汗皆阴也，阴亡则血流不行，而气亦无辅，故脉浮微而涩也。经云：夺血者无汗，夺汗者无血。兹不汗出而身有疮，则知其被刀斧所伤，而亡其血，与汗出不止者，迹虽异，而理则同也。

病金疮，王不留行散主之。

金疮，金刃所伤而成疮者，经脉斩绝，营卫沮弛。治之者，必使经脉复行，营卫相贯而后已。王不留行散，则行气血、和阴阳之良剂也。

王不留行散方

王不留行（十分，八月八日采）　葥藋细叶（十分，七月七日采）　甘草（十八分）　黄芩（二分）　桑东南根白皮（十分，三月三日采）　川椒（三分）　厚朴（二分）　干姜（二分）　芍药（二分）

上九味，王不留行、葥藋、桑皮三味，烧灰存性，各别杵筛，合治之为散，服方寸匕。小疮即粉之，大疮但服之，产后亦可服。如风寒，桑根勿取之。前三物，阴干百日。

排脓散方

枳实（十六枚）　芍药（六分）　桔梗（二分）

上三味，杵为散，取鸡子黄一枚，以药散与鸡黄相等，揉和令相得，饮和服之，日一服。

枳实苦寒，除热破滞，为君；得芍药则通血，得桔梗则利气；而尤赖鸡子黄之甘润，以为排脓化毒之本也。

排脓汤方

甘草（二两）　桔梗（三两）　生姜（一两）　大枣（十枚）
上四味，以水三升，煮取一升，温服五合，日再服。
此亦行气血、和营卫之剂。
浸淫疮，从口起流向四肢者可治，从四肢流来入口者不可治。浸淫疮，黄连粉主之。
浸淫疮，义如《脏腑经络篇》中。黄连粉方未见，大意以此为湿热浸淫之病，故取黄连一味为粉粉之，苦以燥湿，寒以除热也。

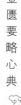

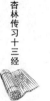
跌蹶手指臂肿转筋狐疝
蛔虫病脉证治第十九

师曰：病跌蹶，其人但能前不能却，刺腨入二寸，此太阳经伤也。

人身经络，阳明行身之前，太阳行身之后。太阳伤，故不能却也。太阳之脉，下贯腨内，刺之所以和利其经脉也。腨，足肚也。

病人常以手指臂肿动，此人身体瞤瞤者，藜芦甘草汤主之。

湿痰凝滞关节则肿，风邪袭伤经络则动。手指臂肿动，身体瞤瞤者，风痰在膈，攻走肢体，陈无择所谓"痰涎留在胸膈上下，变生诸病，手足项背牵引钓痛，走易不定"者是也。藜芦吐上膈风痰，甘草亦能取吐，方虽未见，然大略是涌剂耳。（李氏）

转筋之为病，其人臂脚直，脉上下行，微弦，转筋入腹者，鸡屎白散主之。

肝主筋，上应风气，肝病生风，则为转筋，其人臂脚直，脉上下行，微弦。经云：诸暴强直，皆属于风也。转筋入腹者，脾土虚而肝木乘之也。鸡为木畜，其屎反利脾气，故取治是病，且以类相求，则尤易入也。

鸡屎白散方

鸡屎白，为散，取方寸匕，以水六合，和温服。

阴狐疝气者，偏有小大，时时上下，蜘蛛散主之。

阴狐疝气者，寒湿袭阴，而睾丸受病，或左或右，大小不同；或上或下，出没无时，故名狐疝。蜘蛛有毒，服之能令人利；合桂枝辛温入阴，而逐其寒湿之气也。

蜘蛛散方

蜘蛛（十四枚，熬焦）　桂枝（半两）

上二味，为散，取八分一匕，饮和服，日再。蜜丸亦可。

问曰：病腹痛有虫，其脉何以别之？

师曰：腹中痛，其脉当沉若弦，反洪大，故有蛔虫。

腹痛脉多伏，阳气内闭也；或弦者，邪气入中也。若反洪大，则非正气与外邪为病，乃蛔动而气厥也。然必兼有吐涎、心痛等证，如下条所云，乃无疑耳。

蛔虫之为病，令人吐涎心痛，发作有时，毒药不止者，甘草粉蜜汤主之。

吐涎，吐出清水也。心痛，痛如咬啮，时时上下是也。发作有时者，蛔饱而静，则痛立止；蛔饥求食，则痛复发也。毒药，即锡粉、雷丸等杀虫之药。毒药者，折之以其所恶也；甘草粉蜜汤者，诱之以其所喜也。白粉，即铅白粉，能杀三虫，而杂于甘草、白蜜之中，诱使虫食，甘味既尽，毒性旋发，而虫患乃除。此医药之变诈也。

甘草粉蜜汤方

甘草（二两）　白粉（一两）　白蜜（四两）

上三味，以水三升，先煮甘草，取二升，去滓，内粉蜜，搅令和，煎如薄粥，温服一升，差即止。

蛔厥者，当吐蛔，令病者静而复时烦。此为脏寒，蛔上入其膈，故烦；须臾复止，得食而呕，又烦者，蛔闻食臭出，其人当自吐蛔。蛔厥者，乌梅丸主之。

蛔厥，蛔动而厥，心痛吐涎，手足冷也。蛔动而上逆，则当吐蛔。蛔安而复动，则病亦静而复时烦也。然蛔之所以时安而时上者，何也？虫性喜温，脏寒则虫不安而上膈；虫喜得食，脏虚则蛔复上而求食。故以人参、姜、附之属，益虚温胃为主；而以乌梅、椒、连之属，苦酸辛气味，以折其上入之势也。

乌梅丸方

乌梅（三百个）　细辛（六两）　干姜（十两）　黄连（一斤）　当归
川椒（各四两）　附子（炮）　桂枝　人参　黄柏（各六两）

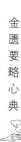

上十味，异捣筛，合治之；以苦酒渍乌梅一宿，去核，蒸之五升米下，饭熟，捣成泥，和药令相得，内臼中，与蜜杵二千下，丸如梧子大。先食，饮服十丸，日三服，稍增至二十丸。禁生冷、滑臭等物。

妇人妊娠病脉证治第二十

师曰：妇人得平脉，阴脉小弱，其人渴，不能食，无寒热，名妊娠，桂枝汤主之。于法六十日当有此证，设有医治逆者，却一月加吐下者，则绝之。

平脉，脉无病也，即《内经》"身有病而无邪脉"之意。阴脉小弱者，初时胎气未盛，而阴方受蚀，故阴脉比阳脉小弱；至三四月，经血久蓄，阴脉始强，《内经》所谓"手少阴脉动者，妊子"，《千金》所谓"三月，尺脉数"是也。其人渴，妊子者内多热也，一作"呕"，亦通。今妊妇二三月，往往恶阻不能食是已。无寒热者，无邪气也。夫脉无故而身有病，而又非寒热邪气，则无可施治，惟宜桂枝汤和调阴阳而已。徐氏云：桂枝汤，外证得之，为解肌和营卫；内证得之，为化气调阴阳也。六十日当有此证者，谓妊娠两月，正当恶阻之时，设不知而妄治，则病气反增，正气反损，而呕泻有加矣。绝之，谓禁绝其医药也。楼全善云：尝治一二妇恶阻病吐，前医愈治愈吐，因思仲景"绝之"之旨，以炒糯米汤代茶，止药月余，渐安。

妇人宿有癥病，经断未及三月，而得漏下不止，胎动在脐上者，此为癥痼害；妊娠六月动者，前三月经水利时，胎也，下血者，后断三月衃也。所以血不止者，其癥不去故也。当下其癥，桂枝茯苓丸主之。

癥，旧血所积，为宿病也。癥痼害者，宿病之气，害其胎气也。于法，妊娠六月，其胎当动；今未三月，胎不当动而忽动者，特以癥痼害之之故。是六月动者，胎之常；三月动者，胎之变也。夫癥病之人，其经月当不利，经不利则不能受胎，兹前三月经水适利，胞宫净而胎可结矣。胎结，故经断不复下，乃未三月而衃血仍下，亦以癥痼害之之故。是血留养胎者其常，血下不止者其变也。要之，其癥不去，则血必不守，血不守则胎终不安，故曰"当下其癥"。桂枝茯苓丸，下癥之力颇轻且缓，盖恐峻厉之药将并伤其胎气也。

桂枝茯苓丸方

桂枝　茯苓　丹皮　桃仁（去皮、尖，熬）　芍药（各等分）

上五味，末之，炼蜜丸，如兔屎大。每日食前服一丸，不知，加至三丸。

妇人怀妊六七月，脉弦发热，其胎愈胀，腹痛恶寒，少腹如扇，所以然者，子脏开故也，当以附子汤温其脏。

脉弦发热，有似表邪，而乃身不痛而腹反痛，背不恶寒而腹反恶寒，甚至少腹阵阵作冷，若或扇之者然，所以然者，子脏开不能合，而风冷之气乘之也。夫脏开风入，其阴内胜，则其脉弦为阴气，而发热且为格阳矣。胎胀者，胎热则消，寒则胀也。附子汤方未见，然温里散寒之意，概可推矣。

师曰：妇人有漏下者，有半产后因续下血都不绝者，有妊娠下血者，假令妊娠腹中痛，为胞阻，胶艾汤主之。

妇人经水淋沥，及胎产前后下血不止者，皆冲任脉虚，而阴气不能守也。是惟胶艾汤为能补而固之，中有芎、归，能于血中行气；艾叶利阴气，止痛安胎，故亦治妊娠胞阻。胞阻者，胞脉阻滞，血少而气不行也。

胶艾汤方

干地黄（六两）　川芎　阿胶　甘草（各二两）　艾叶　当归（各三两）
芍药（四两）

上七味，以水五升，清酒三升，合煮，取三升，去滓，内胶，令消尽，温服一升，日三服，不差更作。

妇人怀妊，腹中疠痛，当归芍药散主之。

按《说文》：疠音"绞"，腹中急也。乃血不足，而水反侵之也。血不足而水侵，则胎失其所养，而反得其所害矣，腹中能无疠痛乎？芎、归、芍药，益血之虚；苓、术、泽泻，除水之气。赵氏曰：此因脾土为木邪所客，谷气不举，湿气下流，搏于阴血而痛，故用芍药多他药数倍，以泻肝木。亦通。

当归芍药散方

当归　川芎（各三两）　芍药（一斤）　茯苓　白术（各四两）　泽泻（半斤）

上六味，杵为散，取方寸匕，酒和，日三服。

妊娠呕吐不止，干姜人参半夏丸主之。

此益虚温胃之法，为妊娠中虚而有寒饮者设也。夫阳明之脉，顺而下行者也，有寒则逆，有热亦逆，逆则饮必从之；而妊娠之体，精凝血聚，每多蕴而成热者矣。按《外台》方，青竹茹、橘皮、半夏各五两，生姜、茯苓各四两，麦冬、人参各三两，为治胃热气逆呕吐之法，可补仲景之未备也。

干姜人参半夏丸方

干姜　人参（各一两）　半夏（二两）

上三味末之，以生姜汁糊为丸，梧子大，饮服十丸，日三服。

妊娠小便难，饮食如故，当归贝母苦参丸主之。

小便难而饮食如故，则病不由中焦出；而又无腹满身重等证，则更非水气不行；知其血虚热郁，而津液涩少也。《本草》当归补女子诸不足；苦参入阴，利窍，除伏热；贝母能疗郁结，兼清水液之源也。

当归贝母苦参丸方

当归　贝母　苦参（各四两）

上三味，末之，炼蜜丸，如小豆大，饮服三丸，加至十丸。

妊娠有水气，身重，小便不利，洒淅恶寒，起即头眩，葵子茯苓散主之。

妊娠小便不利，与上条同，而身重、恶寒、头眩，则全是水气为病，视虚热液少者，霄壤悬殊矣。葵子、茯苓，滑窍行水。水气既行，不淫肌体，身不重矣；不侵卫阳，不恶寒矣；不犯清道，不头眩矣。经曰：有者求之，无者求之，盛虚之变，不可不审也。

葵子茯苓散方

葵子（一升）　茯苓（三两）

上二味，杵为散，饮服方寸匕，日二服，小便利则愈。

妇人妊娠，宜常服当归散主之。

妊娠之后，最虑湿热伤动胎气，故于芎、归、芍药养血之中，用白术除湿，黄芩除热。丹溪称黄芩、白术为安胎之圣药，夫芩、术非能安胎者，去其湿热而胎自安耳。

当归散方

当归　黄芩　芍药　川芎（各一斤）　白术（半斤）

上五味，杵为散，酒服方寸匕，日再服。妊娠常服即易产，胎无疾苦，产后百病悉主之。

妊娠养胎，白术散主之。

妊娠伤胎，有因湿热者，亦有因湿寒者，随人脏气之阴阳而各异也。当归散，正治湿热之剂；白术散，白术、牡蛎燥湿，川芎温血，蜀椒去寒，则正治湿寒之剂也。仲景并列于此，其所以诏示后人者，深矣。

白术散方

白术　川芎　蜀椒（去汗）　牡蛎（各三分）

上四味，杵为散，酒服一钱匕，日三服，夜一服。但苦痛，加芍药。心下毒痛，倍加芎䓖。心烦吐痛，不能食饮，加细辛一两，半夏大者二十枚服之，后更以醋浆水服之。若呕，以醋浆水服之，复不解者，小麦汁服之；已后渴者，大麦粥服之。病虽愈，服之勿置。

妇人伤胎怀身，腹满不得小便，从腰以下重，如有水状。怀身七月，太阴当养不养，此心气实，当刺泻劳宫及关元，小便微利则愈。

伤胎，胎伤而病也。腹满不得小便，从腰以下重，如有水气，而实非水也，所以然者，心气实故也。心，君火也，为肺所畏。而妊娠七月，肺当养胎，心气实，则肺不敢降，而胎失其养，所谓"太阴当养不养"也，夫肺主气化者也。肺不养胎，则胞中之气化阻，而水乃不行矣。腹满便难身重，职是故也。是不可治其肺，当刺劳宫以泻心气，刺关元以行水气，使小便微利，则心气降，心降而肺自行矣。劳宫，心之穴；关元，肾之穴。

妇人产后病脉证治第二十一

　　问曰：新产妇人有三病，一者病痉，二者病郁冒，三者大便难，何谓也？

　　师曰：新产，血虚，多汗出，喜中风，故令病痉。亡血，复汗，寒多，故令郁冒。亡津液，胃燥，故大便难。

　　痉，筋病也。血虚汗出，筋脉失养，风入而益其劲也。郁冒，神病也。亡阴血虚，阳气遂厥，而寒复郁之，则头眩而目瞀也。大便难者，液病也。胃藏津液而渗灌诸阳，亡津液，胃燥，则大肠失其润，而便难也。三者不同，其为亡血伤津则一，故皆为产后所有之病。

　　产妇郁冒，其脉微弱，呕不能食，大便反坚，但头汗出。所以然者，血虚而厥，厥而必冒，冒家欲解，必大汗出，以血虚下厥，孤阳上出，故头汗出。所以产妇喜汗出者，亡阴血虚，阳气独盛，故当汗出，阴阳乃复，大便坚，呕不能食，小柴胡汤主之。

　　郁冒虽有客邪，而其本则为里虚，故其脉微弱也。呕不能食，大便反坚，但头汗出，津气上行而不下逮之象。所以然者，亡阴血虚，孤阳上厥，而津气从之也。厥者必冒，冒家欲解，必大汗出者，阴阳乍离，故厥而冒；及阴阳复通，汗乃大出而解也。产妇新虚，不宜多汗，而此反喜汗出者，血去阴虚，阳受邪气而独盛，汗出则邪去阳弱，而后与阴相和，所谓损阳而就阴是也。小柴胡主之者，以邪气不可不散，而正虚不可罔顾，惟此法为能解散客邪，而和利阴阳耳。

小柴胡汤方 （见"呕吐"）

病解能食，七八日更发热者，此为胃实，宜大承气汤主之。

病解能食，谓郁冒解而能受食也。至七八日更发热，此其病不在表而在里，不属虚而属实矣。是宜大承气，以下里实。

大承气汤方 （见"痉"）

产后腹中疗痛，当归生姜羊肉汤主之。兼主腹中寒疝，虚劳不足。

产后腹中疗痛，与妊娠腹中疗痛不同，彼为血虚而湿扰于内，此为血虚而寒动于中也。当归、生姜，温血散寒。孙思邈云：羊肉止痛，利产妇。

当归生姜羊肉汤方 （见"寒疝"）

产后腹痛，烦满不得卧，枳实芍药散主之。

产后腹痛，而至烦满不得卧，知血郁而成热，且下病而碍上也，与虚寒疗痛不同矣。枳实烧令黑，能入血行滞；同芍药，为和血止痛之剂也。

枳实芍药散方

枳实（烧令黑，勿太过）　芍药（等分）

上二味，杵为散，服方寸匕，日三服。并主痈脓，大麦粥下之。

师曰：产妇腹痛，法当以枳实芍药散，假令不愈者，此为腹中有瘀血著脐下，宜下瘀血汤主之。亦主经水不利。

腹痛，服枳实芍药而不愈者，以有瘀血在脐下，著而不去，是非攻坚破积之剂不能除矣。大黄、桃仁、䗪虫，下血之力颇猛。用蜜丸者，缓其性，不使骤发，恐伤上二焦也。酒煎顿服者，补下治下制以急，且去疾惟恐不尽也。

下瘀血汤方

大黄（三两）　桃仁（二十个）　蛰虫（二十枚，去足，熬）

上三味，末之，炼蜜和为四丸，以酒一升，煮一丸，取八合，顿服之，新血下如豚肝。

产后七八日，无太阳证，少腹坚痛，此恶露不尽，不大便，烦躁发热，切脉微实，更倍发热，日晡时烦躁者，不食，食则谵语，至夜即愈，宜大承气汤主之。热在里，结在膀胱也。

无太阳证者，无头痛恶寒之表证也。产后七八日，少腹坚痛，恶露不尽，但宜行血去瘀而已。然不大便，烦躁，发热，脉实，则胃之实也。日晡为阳明王时，而烦躁甚于他时，又胃热之验也。食气入胃，长气于阳，食入而助胃之热，则谵语；至夜，阳明气衰，而谵语愈，又胃热之验也。故曰"热在里，结在膀胱"，里即阳明，膀胱即少腹，盖谓不独血结于下，而亦热聚于中也。若但治其血而遗其胃，则血虽去，而热不除，即血亦未必能去。而大承气汤中，大黄、枳实均为血药，仲景取之者，盖将一举而两得之欤？

产后风，续续数十日不解，头微疼，恶寒，时时有热，心下闷，干呕，汗出，虽久，阳旦证续在者，可与阳旦汤。

产后中风，至数十日之久，而头疼寒热等证不解，是未可卜度其虚，而不与解之散之也。阳旦汤，治伤寒太阳中风挟热者，此风久而热续在者，亦宜以此治之。夫审证用药，不拘日数，表里既分，汗下斯判。

上条里热成实，虽产后七八日，与大承气而不伤于峻；此条表邪不解，虽数十日之久，与阳旦汤而不虑其散。非通于权变者，未足以语此也。

阳旦汤方 （即桂枝汤加黄芩）

产后中风，发热，面正赤，喘而头痛，竹叶汤主之。

此产后表有邪而里适虚之证。若攻其表，则气浮易脱；若补其里，则表多不服。竹叶汤，用竹叶、葛根、桂枝、防风、桔梗，解外之风热；人参、附子，固里之脱；甘草、姜、枣，以调阴阳之气，而使其平。乃表里兼济之法，凡风热外淫而里气不固者，宜于此取则焉。

竹叶汤方

竹叶（一把）　葛根（三两）　防风　桔梗　桂枝　人参　甘草（各一两）　附子（一枚，炮）　生姜（五两）　大枣（十五枚）

上十味，以水一斗，煮取二升半，分温三服，覆使汗出。头项强，用大附子一枚，破之如豆大，前药扬去沫；呕者，加半夏半升，洗。

妇人乳中虚，烦乱呕逆，安中益气，竹皮大丸主之。

妇人乳中虚，烦乱呕逆者，乳子之时，气虚火胜，内乱而上逆也。竹茹、石膏，甘寒清胃；桂枝、甘草，辛甘化气；白薇性寒入阳明，治狂惑邪气，故曰安中益气。

竹皮大丸方

生竹茹　石膏（各二分）　桂枝　白薇（各一分）　甘草（七分）

上五味，末之，枣肉和丸，弹子大，饮服一丸，日三夜二服。有热，倍白薇；烦喘者，加柏实一分。

产后下利虚极，白头翁加甘草阿胶汤主之。

伤寒热利下重者，白头翁汤主之，寒以胜热，苦以燥湿也。此亦热利下重，而当产后虚极，则加阿胶救阴，甘草补中生阳，且以缓连、柏之苦也。

白头翁加甘草阿胶汤方

白头翁　甘草　阿胶（各二两）　秦皮　黄连　柏皮（各三两）

上六味，以水七升，煮取二升半，内胶，令消尽，分温三服。

附方：

《千金》三物黄芩汤

治妇人在草蓐，自发露得风，四肢苦烦热，头痛者，与小柴胡汤；头不痛，但烦者，此汤主之。

黄芩（一两）　苦参（二两）　干地黄（四两）

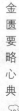

上三味，以水六升，煮取二升，温服一升，多吐下虫。

此产后血虚风入而成热之证。地黄生血，苦参、黄芩除热也。若头痛者，风未全变为热，故宜柴胡解之。

《千金》内补当归建中汤

治妇人产后虚羸不足，腹中刺痛不止，吸吸少气，或苦少腹急，痛引腰背，不能食饮。产后一月，日得服四五剂为善，令人强壮宜。

当归（四两）　桂枝　生姜（各三两）　芍药（六两）　甘草（二两）大枣（十二枚）

上六味，以水一斗，煮取三升，分温三服，一日令尽。若大虚，加饴糖六两，汤成内之，于火上暖令饴消。若去血过多，崩伤内衄不止，加地黄六两、阿胶二两，合八味，汤成，内阿胶。若无当归，以芎劳代之。若无生姜，以干姜代之。

妇人杂病脉证并治第二十二

妇人中风七八日，续来寒热，发作有时，经水适断者，此为热入血室，其血必结，故使如疟状，发作有时，小柴胡汤主之。

中风七八日，寒热已止而续来，经水才行而适断者，知非风寒重感，乃热邪与血俱结于血室也。热与血结，攻其血则热亦去。然虽结而寒热如疟，则邪既留连于血室，而亦侵淫于经络；设攻其血，血虽去，邪必不尽，且恐血去而邪得乘虚尽入也。仲景单用小柴胡汤，不杂血药一味，意谓热邪解而乍结之血自行耳。

妇人伤寒发热，经水适来，昼日明了，暮则谵语，如见鬼状者，此为热入血室，治之无犯胃气及上二焦，必自愈。

伤寒发汗过多者，邪气离表则入阳明；经水适来者，邪气离表则入血室。盖虚则易入，亦惟虚者能受也。昼日明了，暮则谵语者，血为阴，暮亦为阴，阴邪遇阴乃发也。然热虽入而血不结，其邪必将自解，治之者，但无犯胃气及上二焦阳气而已。仲景盖恐人误以发热为表邪未解，或以谵语为阳明胃实，而或攻之，或汗之也。

妇人中风，发热恶寒，经水适来，得之七八日，热除脉迟，身凉和，胸胁满如结胸状，谵语者，此为热入血室也，当刺期门，随其实而取之。

热除脉迟，身凉和而谵语者，病去表而之里也。血室者，冲任之脉，肝实主之。肝之脉，布胁肋，上贯膈；其支者，复从肝别，上膈，注于肺。血行室空，热邪独胜，则不特入于其宫，而亦得游其部，是以胸胁满如结胸状。许叔微云：邪气蓄血，并归肝经，聚于膻中，结于乳下，以手触之则痛，非汤剂可及，故当刺期门。期门，肝之募，随其实而取之者，随其结之微甚，刺而取之也。

阳明病，下血谵语者，此为热入血室，但头汗出，当刺期门，随其实而泻之，濈然汗出者愈。

阳明之热，从气而之血，袭入胞宫，即下血而谵语。盖冲任之脉，并阳明之经，不必乘经水之来而后热得入之，故彼为血去而热入，此为热入而血下也。但头汗出者，阳通而闭在阴也。此虽阳明之热，而传入血室，则仍属肝家，故亦当刺期门，以泻其实。刺已，周身濈然汗出，则阴之闭者亦通，故愈。

妇人咽中如有炙脔，半夏厚朴汤主之。

此凝痰结气阻塞咽嗌之间，《千金》所谓"咽中帖帖，如有炙肉，吞不下，吐不出"者是也。半夏、厚朴、生姜，辛以散结，苦以降逆；茯苓佐半夏，利痰气；紫苏芳香，入肺以宣其气也。

半夏厚朴汤方

半夏（一升）　厚朴（三两）　茯苓（四两）　生姜（五两）　苏叶（二两）

上五味，以水一斗，煮取四升，分温四服，日三夜一服。

妇人脏燥，喜悲伤欲哭，象如神灵所作，数欠伸，甘麦大枣汤主之。

脏燥，沈氏所谓"子宫血虚，受风化热"者是也。血虚脏燥，则内火扰而神不宁，悲伤欲哭，有如神灵，而实为虚病，前《五脏风寒积聚篇》所谓"邪哭使魂魄不安"者，血气少而属于心也。数欠伸者，经云"肾为欠，为嚏"，又"肾病者，善伸，数欠，颜黑"，盖五志生火，动必关心；脏阴既伤，穷必及肾也。小麦为肝之谷，而善养心气；甘草、大枣甘润生阴，所以滋脏气而止其燥也。

甘麦大枣汤方

甘草（三两）　小麦（一升）　大枣（十枚）

上三味，以水六升，煮取三升，分温三服。亦补脾气。

妇人吐涎沫，医反下之，心下即痞，当先治其吐涎沫，小青龙汤主之；涎沫止，乃治痞，泻心汤主之。

吐涎沫，上焦有寒也。不与温散，而反下之，则寒内入而成痞，如伤寒下早例也。然虽痞而犹吐涎沫，则上寒未已，不可治痞，当先治其上寒，而后治其中痞，亦如伤寒例"表解乃可攻痞"也。

小青龙汤方 （见"肺痈"）

泻心汤方 （见"惊悸"）

妇人之病，因虚、积冷、结气，为诸经水断绝，至有历年，血寒积结，胞门寒伤，经络凝坚。

在上，呕吐涎唾，久成肺痈，形体损分。

在中盘结，绕脐寒疝，或两胁疼痛，与脏相连；或结热中，痛在关元。脉数无疮，肌若鱼鳞，时著男子，非止女身。

在下来多，经候不匀，令阴掣痛，少腹恶寒；或引腰脊，下根气街，气冲急痛，膝胫疼烦；奄忽眩冒，状如厥癫；或有忧惨，悲伤多嗔，此皆带下，非有鬼神。久则羸瘦，脉虚多寒，三十六病，千变万端。

审脉阴阳，虚实紧弦；行其针药，治危得安。其虽同病，脉各异源，子当辨记，勿谓不然。

此言妇人之病，其因约有三端：曰虚，曰冷，曰结气。盖血脉贵充悦，而地道喜温和，生气欲条达也。否则血寒经绝，胞门闭而经络阻矣。而其变证，则有在上、在中、在下之异。

在上者，肺胃受之，为呕吐涎唾，为肺痈，为形体消损，病自下而至上，从炎上之化也。

在中者，肝脾受之，或寒疝绕脐，或胁痛连脏，此病为阴；或结热中，痛在关元；或脉数肌干，甚则并著男子。此病为热中，为阴阳之交，故或从寒化，或从热化也。

在下者，肾脏受之，为经脱不匀，为阴中掣痛，少腹恶寒；或上引腰脊，下根气街，及膝胫疼痛。肾脏为阴之部，而冲脉与少阴之大络并起于肾故也。甚则奄忽眩冒，状如厥癫，所谓"阴病者，下行极而上"也。或有忧惨悲嗔，状如鬼神者，病在阴，则多怒及悲愁不乐也，而总之曰"此皆带下"。带下者，带脉之下。古人列经脉为病，凡三十六种，皆谓之"带下病"，非今人所谓"赤白带下"也。

至其阴阳虚实之机，针药安危之故，苟非医者辨之有素，乌能施之而无误耶？三十六病者，十二癥、九痛、七害、五伤、三痼也。

问曰：妇人年五十所，病下利数十日不止，暮即发热，少腹里急，腹满，手掌烦热，唇口干燥，何也？

师曰：此病属带下。何以故？曾经半产，瘀血在少腹不去。何以知之？其证唇口干燥，故知之。当以温经汤主之。

妇人年五十所，天癸已断，而病下利，似非因经所致矣。不知少腹旧有积血，欲行而未得遽行，欲止而不能竟止，于是下利窘急。至数十日不止，暮即发热者，血结在阴，阳气至暮，不得入于阴，而反浮于外也。少腹里急腹满者，血积不行，亦阴寒在下也。手掌烦热，病在阴，掌亦阴也。唇口干燥，血内瘀者，不外荣也。此为瘀血作利，不必治利，但去其瘀，而利自止。吴茱萸、桂枝、丹皮，入血散寒而行其瘀；芎、归、芍药、麦冬、阿胶，以生新血；人参、甘草、姜、夏，以止脾气。盖瘀久者营必衰，下多者脾必伤也。

温经汤方

吴茱萸（三两） 当归 芎劳 芍药 人参 桂枝 阿胶 丹皮 生姜 甘草（各二两） 半夏（半升） 麦冬（一升）

上十二味，以水一斗，煮取三升，分温三服。亦主妇人少腹寒，久不受胎；兼治崩中去血，或月水来过多，及至期不来。

带下，经水不利，少腹满痛，经一月再见者，土瓜根散主之。

妇人经脉流畅，应期而至，血满则下，血尽复生，如月盈则亏，月晦复也。惟其不利，则蓄泄失常，似通非通，欲止不止，经一月而再见矣。少腹满痛，不利之验也。土瓜根主内痹瘀血月闭，䗪虫蠕动逐血，桂枝、芍药行营气而正经脉也。

土瓜根散方

土瓜根　芍药　桂枝　䗪虫（各三分）

上四味，杵为散，酒服方寸匕，日三服。

寸口脉，弦而大，弦则为减，大则为芤，减则为寒，芤则为虚，寒虚相搏，此名为革，妇人则半产、漏下，旋覆花汤主之。

本文已见《虚劳篇》中，此去"男子亡血失精"句，而益之曰"旋覆花汤主之"，盖专为妇人立法也。详《本草》旋覆花治结气，去五脏间寒热，通血脉；葱主寒热，除肝邪；绛帛入肝理血，殊与虚寒之旨不合。然而肝以阴脏而舍少阳之气，以生化为事，以流行为用，是以虚不可补，解其郁聚即所以补；寒不可温，行其血气即所以温。固不可专补其血，以伤其气；亦非必先散结聚，而后温补，如赵氏、魏氏之说也。

旋覆花汤方

旋覆花（三两）　葱（十四茎）　新绛（少许）

上三味，以水三升，煮取一升，顿服之。

妇人陷经，漏下黑不解，胶姜汤主之。

陷经，下而不止之谓，黑则因寒而色瘀也。胶姜汤方未见，然补虚温里止漏，阿胶、干姜二物已足。林亿云：恐是胶艾汤。按《千金》胶艾汤有干姜，似可取用。

妇人少腹满如敦状，小便微难而不渴，生后者，此为水与血俱结在血室也，大黄甘遂汤主之。

敦，音"对"，按《周礼》注"槃以盛血，敦以盛食"，盖古器也。少腹满如敦状者，言少腹有形高起，如敦之状，与《内经》"胁下大如覆杯"之文略同。小便难，病不独在血矣。不渴，知非上焦气热不化。生后，即产后。产后得此，乃是水血并结，而病属下焦也。故以大黄下血，甘遂逐水；加阿胶者，所以去瘀浊而兼安养也。

大黄甘遂汤方

大黄（四两）　甘遂　阿胶（各二两）

上三味，以水三升，煮取一升，顿服，其血当下。

妇人经水不利下，抵当汤主之。

经水不利下者，经脉闭塞而不下，比前条"下而不利"者有别矣，故彼兼和利，而此专攻逐也。然必审其脉证并实而后用之。不然，妇人经闭多有血枯脉绝者矣，虽养冲任，犹恐不至，而可强责之哉？

抵当汤方

水蛭（熬）　虻虫（熬，各三十）　桃仁（二十）　大黄（三两，酒浸）

上四味，为末，水五升，煮取三升，去滓，温服一升。

妇人经水闭不利，脏坚癖不止，中有干血，下白物，矾石丸主之。

脏坚癖不止者，子脏干血坚凝成癖而不去也。干血不去，则新血不荣，而经闭不利矣。由是蓄泄不时，胞宫生湿，湿复生热，所积之血转为湿热所腐，而成白物，时时自下。是宜先去其脏之湿热，矾石却水除热，合杏仁破结润干血也。

矾石丸方

矾石（三分，烧）　杏仁（一分）

上二味，末之，炼蜜丸，枣核大，内脏中，剧者再内之。

妇人六十二种风，腹中血气刺痛，红蓝花酒主之。

妇人经尽、产后，风邪最易袭入腹中，与血气相搏，而作刺痛。刺痛，痛如刺也。六十二种风，未详。红蓝花苦辛温，活血止痛，得酒尤良。不更用风药者，血行而风自去耳。

红蓝花酒方

红蓝花（一两）

金匮要略心典

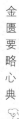

上一味，酒一大升，煎减半，顿服一半，未止再服。

妇人腹中诸疾痛，当归芍药散主之。

妇人以血为主，而血以中气为主。中气者，土气也。土燥不生物，土湿亦不生物。芎、归、芍药滋其血，苓、术、泽泻治其湿，燥湿得宜，而土能生物，疾痛并蠲矣。

当归芍药散方 （见"妊娠"）

妇人腹中痛，小建中汤主之。

营不足则脉急，卫不足则里寒，虚寒里急，腹中则痛，是必以甘药补中缓急为主，而合辛以生阳，合酸以生阴，阴阳和而营卫行，何腹痛之有哉？

小建中汤方 （见"虚劳"）

问曰：妇人病饮食如故，烦热不得卧，而反倚息者，何也？

师曰：此名转胞，不得溺也。以胞系了戾，故致此病。肾气丸主之。

饮食如故，病不由中焦也。了戾与缭戾同，胞系缭戾而不顺，则胞为之转，胞转则不得溺也。由是下气上逆，而倚息；上气不能下通，而烦热不得卧。治以肾气者，上焦之气，肾主之，肾气得理，庶缭者顺，戾者平，而闭乃通耳。

肾气丸方

干地黄（八两） 山药 山茱萸（各四两） 泽泻 丹皮 茯苓（各三两） 桂枝 附子（炮，各一两）

上八味，末之，炼蜜和丸，梧子大。酒下十五丸，加至二十丸，日再服。

妇人阴寒，温阴中坐药，蛇床子散主之。

阴寒，阴中寒也。寒则生湿，蛇床子温以去寒，合白粉燥以除湿也。此病在阴中而不关脏腑，故但内药阴中自愈。

蛇床子散方

蛇床子

上一味，末之，以白粉少许，和合相得，如枣大，绵裹，内之，自然温。

少阴脉，滑而数者，阴中即生疮。阴中蚀疮烂者，狼牙汤洗之。

脉滑者，湿也；脉数者，热也。湿热相合，而系在少阴，故阴中即生疮，甚则蚀烂不已。狼牙味酸苦，除邪热气，疥瘙恶疮，去白虫，故取治是病。

狼牙汤方

狼牙（三两）

上一味，以水四升，煮取半升，以绵缠箸如茧，浸汤沥阴中，日四遍。

胃气下泄，阴吹而正喧，此谷气之实也，膏发煎主之。

阴吹，阴中出声，如大便失气之状，连续不绝，故曰正喧。谷气实者，大便结而不通，是以阳明下行之气，不得从其故道，而乃别走旁窍也。猪膏发煎，润导大便。便通，气自归矣。

膏发煎方 （见"黄瘅"）

小儿疳虫蚀齿方

雄黄　葶苈

上二味，末之，取腊月猪脂，熔，以槐枝，绵裹头，四五枚，点药烙之。

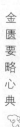

金匮要略心典

205